AF462598

GYMNASTIQUE
DES
ENFANS CONVALESCENS,

INFIRMES, FOIBLES ET DELICATS.

Faiſant ſuite au Tableau des Variétés de la Vie Humaine,

PAR M. DAIGNAN,

Docteur en Médecine de l'Univerſité de Montpellier, Médecin ordinaire du Roi, Conſultant des Camps & Armées & des Hôpitaux de Sa Majeſté; ci-devant premier Médecin des Armées de Bretagne & de Geneve.

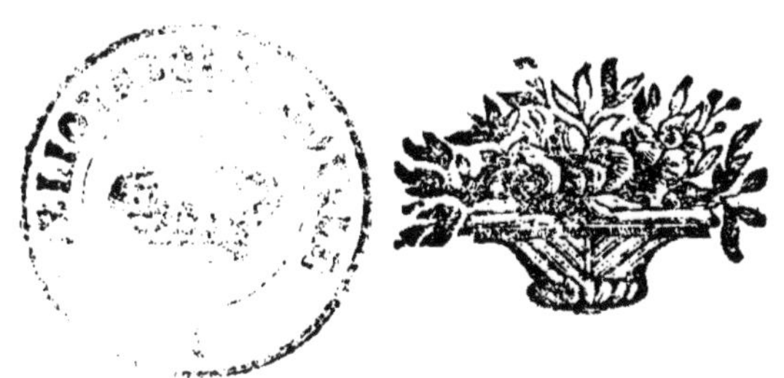

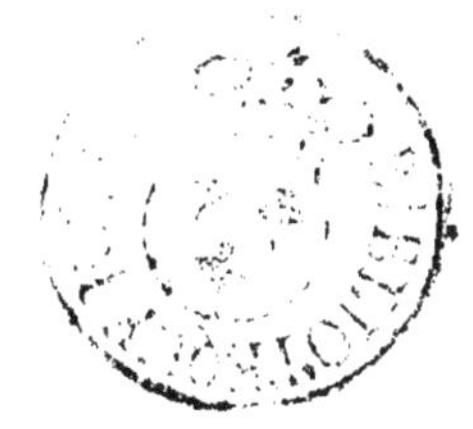

A PARIS,

Chez { LAMY, Libraire, Quai des Auguſtins.
L'Auteur, rue Bergere, N°. 17.
A la Gymnaſtique, à l'Étoile de Chaillot,
Et chez les Marchands de nouvautés.

M. DCC. LXXXVII.

AUTRES OUVRAGES DE L'AUTEUR.

MALADIES traduites du latin de *Baglivi*, avec une préface & des notes très-intéressantes du Traducteur, *in*-12, Paris, chez la veuve de la Guette, 1757.

Dissertation sur le sol, l'air & les eaux de Calais & du Calesis, dans le second tome du Recueil d'Observations des Hôpitaux militaires, *in*-4°. Paris 1772.

Remarques & Observations sur l'Hydropisie, *in*-8°; Paris, chez la veuve Thibout, 1776.

Mémoire sur les effets salutaires de l'eau-de-vie de genievre, dans les pays bas, froids, humides & marécageux, tant en santé qu'en maladie, *in*-4°. St. Omer, chez Boubert, 1777.

Idem. Deuxieme Edition *in*-8°. A Dunkerque, 1778.

Recherches sur les causes des maladies de gravelines, de l'automne 1777, tant parmi les habitans que parmi la garnison, *in*-12, Lille, Chez Lalau, 1777.

Réflexions sur la Hollande, où l'on considere principalement les Hôpitaux & les autres établissemens de charité, *in*-12, Paris, chez Demonville, 1778.

Précautions générales dans le traitement de la Dissenterie qui regna en 1779 en Bretagne, & dans l'armée de M. le Comte de Vaux, aujourd'hui Maréchal de France, feuille *in*-4°. St. Malo, chez Hovius, 1779.

Remarques sur les fievres putrides & malignes en général, & en particulier sur celles de l'automne 1780 & 1781, *in*-8° en latin & en françois. Paris, chez Gueffier 1782.

Ordre du service des Hôpitaux militaires, ou détail des précautions que les Officiers de santé, les principaux employés & les servans de toute espece doivent prendre, pour assurer le succès du traitement des malades *in*-8°. Paris, chez Demonville 1785.

Tableau des Variétés de la Vie Humaine, avec les avantages & les désavantages de chaque constitution, &c. 2 vol. *in*-8°. Paris, chez la veuve Valade 1786 où il se vend, & chez l'Auteur rue Bergere N°. 17.

Tous ces Ouvrages dont l'édition n'est pas épuisée, se trouvent aussi chez Lamy, Libraire, quai des Augustins.

AVERTISSEMENT.

FLATTÉ de l'accueil que le public a fait au Tableau des variétés de la vie humaine, j'ai cru que pour rendre cet Ouvrage encore plus utile, je devois ajouter l'exemple au précepte. Il ne suffit donc pas que j'aie examiné l'homme dans les différentes époques & dans les différentes circonstances de sa vie, depuis le moment de sa naissance, jusqu'au terme le plus reculé de sa fin, en lui dictant les maximes sur lesquelles son physique & son moral doivent être dirigés, pour lui former une bonne constitution, une belle ame, un esprit élevé, un caractere doux & humain, des mœurs honnêtes &

des paſſions nobles & louables. Il faut maintenant que je le reprenne au berceau pour lui faire pratiquer ces mêmes maximes. Ce n'eſt pas tout: il faut encore, qu'avant de le livrer à lui-même, après l'avoir conduit juſqu'à ce qu'il ſache ſe conduire, je lui mette entre les mains les moyens de ſe conſerver dans cet état d'intégrité, de prévenir & d'éviter, autant qu'il lui ſera poſſible, les accidens qui peuvent porter atteinte à ſa conſtitution, rendre ſon exiſtence malheureuſe, & abréger ſes jours.

C'eſt ce que je me propoſe de faire ſucceſſivement, en ſuivant un plan abſolument nouveau à tous égards, & avec le moins d'avantages poſſible, puiſque je choiſis de préférence pour le début, la portion la plus maltraitée de l'eſpece, les enfans convaleſcens, infirmes, foibles & délicats.

L'entrepriſe eſt forte, longue, difficile & épineuſe ; j'en ſens d'avance tout le poids & toute l'étendue, & je ne me diſſimule pas qu'elle eſt, à tous égards, infiniment au-deſſus de mes forces ; mais je me perſuade qu'il y a une ſorte de gloire & de mérite à tenter de grandes choſes, même ſans l'eſpoir d'un ſuccès évident, lorſqu'on a la certitude qu'elles peuvent réuſſir, tôt ou tard, en d'autres mains. Or, j'ai cette certitude, puiſque ma méthode & mes moyens ſont dans la nature & ſelon la nature, car il n'eſt rien de ſi naturel que d'exercer l'homme dans ſa jeuneſſe ; de le tenir en liberté dans un air pur & ſain, & de l'égayer, pour le former & pour l'inſtruire, en s'adreſſant à ſes organes & à ſes ſens qui ſont très-exquis ; tandis qu'il eſt contre la nature & hors de la nature de le captiver, de l'enchaîner, comme on fait, pour le former & pour l'inſtruire, en s'adreſſant à ſon imagination, à ſon intellect & à ſon jugement, lorſqu'il n'en a pas.

D'ailleurs, comme ma maxime eſt de m'enhardir & de m'animer à la vue des difficultés, au lieu de me rebuter ; malgre le peu de reſſources que j'ai, malgré toutes les contrariétés & tous les obſtacles que j'ai prévus, je me ſuis décidé à former un petit établiſſement, pour développer en même tems, par cette méthode, les facultés phyſiques & morales de l'homme. Cet établiſſement qui eſt ſitué à l'Etoile de Chaillot, la premiere maiſon à gauche après la nouvelle barriere, ſous le nom de *Gymnaſtique des Enfans convaleſcens, infirmes, foibles & délicats*, a été annoncé au public par un *Proſpectus*, qui a été diſtribué avec le Journal de Paris & les petites Affiches, le 8 & le 10 du mois d'août dernier.

Quoique ce petit proſpectus rende aſſez exactement & d'une maniere aſſez ſenſible mes idées & mon plan, il paroît qu'il a été mal ſaiſi, puiſqu'on m'oppoſe comme des obſtacles invincibles au ſuccès de mon entrepriſe, les choſes même les plus propres à la faire valoir & à la favoriſer, l'éloignement, la petiteſſe du lieu & le peu de reſſources du voiſinage. Ce ſont là préciſément les motiſs qui m'ont déterminé à donner la préférence à cette ſituation ; elle eſt peut-être la ſeule, à la ſortie d'une ville immenſe, qui puiſſe réunir autant d'avantages propres à ſeconder mes vues, ſans avoir aucun des inconvéniens qui y ſont ſi ordinaires, & quoiqu'on puiſſe faire, preſque toujours inévitables. Le développement que je m'empreſſe de donner ici de mon plan, ſuffira, j'eſpere, pour juſtifier mon choix. Si on veut bien y faire quelque attention, on verra qu'un pareil établiſſement, dans une ſituation plus rapprochée, en annonçant d'abord plus de facilités & de commodités pour le public, n'auroit pas tardé à faire voir, qu'en ayant l'air de m'occuper eſſentiellement de ſon intérêt, je l'aurois réellement ſacrifié au mien.

Au reſte, comme je n'ai pas pu me diſſimuler que cet établiſſement n'étoit pas à la portée des facultés de toutes les claſſes de citoyens, j'ai fait, dans le deſſein d'opérer un double bien, l'impoſſible, pour que, tandis que je m'occupois de la partie ſouffrante de l'eſpece, quelqu'un voulut s'occuper de la partie ſaine, en formant un pareil établiſſement en faveur des enfans bien conſtitués & bien portans, que je me ſerois chargé de diriger ſur les mêmes maximes, qui leur conviennent encore mieux qu'à ceux dont la conſtitution a été altérée.

Perſuadé de la ſupériorité de ces maximes ſur celles qu'on a ſuivi juſqu'ici ; plus perſuadé encore des avantages qu'elles doivent néceſſairement avoir, ſi on les ſuit avec prudence & avec perſévérance, on me trouvera toujours diſpoſé à donner cette preuve de mon zele, par-tout où on jugera qu'il peut être de quelque utilité.

Ces Maximes que j'applique ici à l'adoleſcence & à la jeuneſſe, comme à l'enfance, feront voir combien il ſeroit facile de s'affranchir enfin du joug de cette antique méthode claſſique, dont on connoît depuis ſi longtems les difficultés & les inconvéniens, ſans peut-être jamais en avoir bien ſenti toute l'inconſéquence & l'abſurdité.

Le moyen que je propoſe, pour que tout homme raiſonnable puiſſe veiller lui-même à l'intégrité de ſes fonctions de l'économie animale, en réglant sa conduite conséquemment à son âge & à sa constitution, fera voir que dans un siécle aussi éclairé, où tout le monde se pique de philosophie, il est honteux que les personnes mêmes les plus instruites ignorent jusqu'aux choses les plus triviales pour leur conservation, & soient réduites à donner une confiance aveugle pour ce qui les intéresse le plus essentiellement, leur santé & leur vie. Ce qu'il y a de plus humiliant encore, c'est de voir que l'abus de l'esprit & des connoissances soit devenu le plus ferme appui de la charlatanerie, qui ne se montra jamais avec tant d'audace & d'effronterie que dans ces derniers tems. Quoiqu'il en soit, les motifs même de cet abus m'autoriſent à préſumer, que ſi mes moyens n'étoient pas acceptés, mes réflexions au moins ſeroient favorablement accueillies du public.

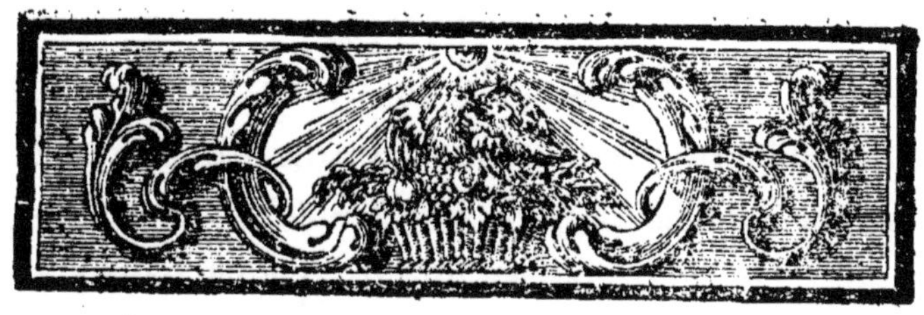

GYMNASTIQUE

DES ENFANS CONVALESCENS,

Infirmes, foibles & délicats.

L'OBJET de cet établiſſement eſt de développer en même tems les facultés phyſiques & morales des enfans, en les exerçant ſans gêne, ſans contrainte, & en plein air.

Pour faire comprendre combien cela eſt facile, nous choiſiſſons de préférence, pour en fournir la preuve, la portion des enfans la plus maltraitée, ſoit accidentellement, ſoit naturellement, les convaleſcens, les infirmes, les foibles & les délicats.

Perſuadés que l'énergie du corps & de l'eſprit dépend eſſentiellement de l'exercice de l'un & de l'autre; plus perſuadés encore que l'homme *ne peut s'inſtruire ſolidement* que par ſes SENS, lorſqu'ils ſont bien diſpoſés & qu'il ſe porte bien, nous ne préſentons rien à ſon imagination, *& nous excluons tout Maître & tout Livre, pour ne lui montrer que* le grand Livre de la Nature, en piquant ſa curioſité, *qui eſt le ſeul Maître dont il ait beſoin*, pour y apprendre à connoître ce qui lui ſera agréable & utile, comme ce qui peut lui être déſagréable ou nuiſible, afin qu'il cherche l'un, & qu'il évite l'autre.

Il eſt impoſſible que ſon imagination ne s'attache pas à ce qui frappe ſes SENS, dans la même proportion que ceux-ci ſeront affectés. Si on admet ce principe, qui eſt inconteſtable, en voilà aſſez pour que nous ſoyons aſſurés qu'il apprendra parfaitement tout ce qu'il ſentira vivement.

Toute notre affaire eſt donc de le diſpoſer à bien ſentir, & pour cela, il ne faut qu'une bonne conſtitution : or la bonne conſtitution ne s'acquiert & ne ſe répare que par l'exercice habituel de toutes les parties ; de là dépend l'intégrité des fonctions ſelon la meſure des facultés, & celles-ci ſont toujours en proportion exacte avec la perfection des organes qui seroient foibles, engourdis, inactifs & très-bornés, s'ils n'étoient eux-mêmes exercés (1). Banniſſez donc à jamais ce qu'il vous a plu d'appeller application, qui eſt le poiſon de l'enfance, juſqu'à ce que l'homme ſoit parvenu à ſon parfait développement phyſique & moral, & changez tout en actions, en exercices & en amuſemens qui aient un but d'utilité. C'eſt ce que nous propoſons ici, & qui ſera exécuté de la maniere qui ſuit.

Un jardin eſt le lieu d'aſſemblée des enfans en bon air, dans un endroit iſolé & riant, loin du tumulte, comme de toute vapeur & de toute exhalaiſon mal ſaine & déſagréable, & diſpoſé de maniere qu'ils y ſeront à l'abri des injures du tems, ſans être privés de l'air libre.

---

(1) Bandez pendant quelque tems l'œil de l'homme le plus clairvoyant; arrêtez le bras & la jambe du plus vigoureux, du plus leſte & du plus actif, vous ne douterez plus que l'un ne voye très-mal, & que l'autre n'agiſſe & ne marche avec peine & très-mal, juſqu'à ce que ces parties aient repris l'activité qui leur eſt propre, par l'exercice gradué qui leur convient.

Ils ſeront libres d'y faire tout ce qu'ils voudront ; quoiqu'ils puiſſent faire, tout tournera à leur inſtruction, ſans qu'ils s'en apperçoivent, par la maniere dont ils ſeront dirigés pour leur ſanté, ſans autre appareil que celui qu'on va voir par la deſcription du premier jardin deſtiné aux enfans du premier âge, juſqu'à ſept ans.

Deſcription du premier jardin.

Au centre du premier jardin eſt un berceau en treillage, de ſix toiſes en carré.

Au centre du berceau eſt un dôme auſſi en treillage, ſurmonté d'un Apollon, avec cette légende :

» Je préſide à la ſanté, à la gaieté,
» Aux talens & au génie.

Sur chacun des quatre angles du berceau, eſt un petit Mercure, avec cette légende :

J'inſtruis, j'amuſe & je préſide à l'adreſſe.

Chacune des quatre faces du berceau a ſix ouvertures extérieures cintrées, qui répondent à autant de carrés du terrein, de ſorte que la circonférence du berceau eſt diviſée en vingt-quatre plate-bandes.

Deux de ces plate-bandes ſont deſtinées à former une allée pour arriver au berceau du côté de la maiſon & du côté des champs.

Au milieu de chacune des vingt-deux plate-bandes qui reſtent, eſt un piédeſtal de pierre.

Sur chaque piédeſtal ſera placé un pot de fleurs, ou un arbriſſeau différent.

Chaque piédeſtal ſera orné de la figure d'un animal différent.

Sur le nombre de piédeſtaux, il y en aura quatre plus remarquables, dont l'un ſera chargé de la figure d'un petit enfant tenant d'une main une pierre à fuſil, & de l'autre un briquet.

Le ſecond ſera chargé de la figure d'un petit enfant tenant d'une main un flacon, & indiquant de l'autre l'uſage de ce flacon.

Le troiſieme ſera chargé de la figure d'un petit enfant maniant du plâtre ſur une truelle, & ayant un petit baquet à ſes pieds.

Le quatrieme ſera chargé de la figure d'un petit enfant tenant ſes mains ouvertes en avant du corps, comme pour montrer qu'il eſt jaloux de ne rien avoir.

Au bout de chaque plate-bande ſera une perſpective cintrée avec une inſcription qui expliquera l'emblême de ces figures.

A côté de cette perſpective ſera à droite & à gauche un chaſſis ou eſpece de boîte en compartimens, comme les caſſes des Imprimeurs.

Au centre du berceau, ſous le dôme, ſera une *aire*, au milieu de laquelle ſera à demeure un *pupitre* ou *lutrin triangulaire*, garni ſur chaque face de pluſieurs gradins, & ſur les côtés de flacons, de verres à microſcope, de cages & différens autres vaiſſeaux, & au ſommet d'un globe de verre rempli d'eau.

Sur *l'aire* ſeront tracées différentes figures ou lignes géométriques.

Tout autour de l'aire ſeront pluſieurs tables avec différens jeux auſſi inſtructifs qu'amuſans,

L'intérieur du berceau ſera auſſi garni

de tables avec des jeux également amusans & instructifs, tous différens les uns des autres.

Au-dessus de chaque ouverture de la face extèrieure du berceau, il y aura une inscription qui indiquera le jeu qu'on peut jouer dans cette partie du berceau, & ce qu'on pourra apprendre en jouant chaque jeu.

Ces jeux seront désignés par un petit *Mercure*, ayant l'air de jouer avec un petit enfant.

Sur les quatre coins du mur du jardin seront quatre figures humaines, qu'on croira allégoriques, & qui désigneront les inventeurs, ou ceux qui ont perfectionné nos premieres connoissances.

Entre chaque figure sera un entablement portant une inscription qui désignera le point d'instruction que chaque jeu aura pour objet.

Sur chaque porte d'entrée du jardin, on lira cette inscription :

» Ici personne ne fait rien,
» Mais tout le monde peut s'y instruire,
» Sans livres, sans écritures & sans Maître,
» En s'amusant & en fortifiant sa santé.

C'eſt ce qu'on va voir par l'application & la démonſtration de ces objets.

Uſage & application de chaque objet en particulier.

Le berceau eſt pour mettre les enfans à l'abri du ſoleil & de la pluie, ſans les priver de l'air libre.

Le *petit Apollon* indique que tout ce qu'ils ont à faire eſt pour fortifier & entretenir leur ſanté & leur bonne humeur; pour développer leurs talens & leur eſprit.

Le *petit Mercure* indique que dans tout ce qu'ils feront, ils doivent chercher l'aiſance, la promptitude & l'adreſſe, à l'exemple de ce dieu repréſenté ſous la forme d'un beau jeune homme, gai, vif, leſte & adroit.

Le pupitre triangulaire eſt pour dépoſer tout ce que les enfans trouveront, & qui les frappera, ſoit *végétal*, ſoit *animal* ou *minéral*, juſqu'à ce qu'ils en connoiſſent la différence & le nom.

Les lignes géométriques qui feront tracées ſur l'aire du dôme du berceau, &

les tables qui y feront diftribuées tout autour font deftinées à les exercer à différens jeux inftructifs & amufans, tant des pieds que des mains.

Les jeux qui feront à droite feront joués du pied droit & de la main droite, & ceux qui feront à gauche, feront joués du pied & de la main gauche.

L'infcription qui fera au-deffus de chaque ouverture extérieure du berceau, indiquera l'efpece de jeu qu'on jouera dans cet endroit.

Le piédeftal qui fera fur chaque plate-bande fera garni d'un pot de fleurs qui indiquera la famille des plantes qui feront raffemblées fucceffivement dans cette plate-bande; la pierre indiquera les minéraux, & l'animal dont le piédeftal fera orné, indiquera l'efpece des animaux que chaque plate-bande réunira.

L'infcription de la perfpective au bout de chaque plate-bande indiquera la différence des plantes, des animaux & des minéraux d'une plate-bande à l'autre.

Les caffes ou boîtes à compartimens qui

seront à côté de cette perspective, sont destinées à placer séparément chaque chose avec son nom & son numéro, à mesure qu'on la connoîtra.

Il y aura un Maître & un Modeleur pour expliquer & pour représenter tout ce qui affectera la curiosité des enfans; mais lorsqu'ils présenteront quelque chose, le Maître & le Modeleur feront semblant de ne pas la connoître, pour fixer leur idée par la démonstration & par l'examen des caracteres de chaque chose.

Démonstration de l'ensemble de ces differens objets.

Tous les êtres & toutes les substances de la nature se distinguent & se partagent en trois regnes, le *regne minéral*, le *regne végétal*, & le *regne animal*.

Le *regne minéral* comprend toutes les *terres*, les *pierres*, les *métaux*, les *bitumes*, & tout ce qui est sans sentiment, sans vie & sans mouvement.

Le *regne végétal* comprend les *plantes*,

les *arbres*, les *arbriffeaux*, les *champignons*, & tout ce qui végete.

Le *regne animal* comprend les animaux de toute efpece, depuis *l'éléphant* jufqu'à la *mite* & au *ciron*, & tout ce qui a fentiment, vie & mouvement, fans en excepter l'homme lui-même, qui fait nombre & qui eft à la tête de ce regne.

Ce font ces objets qu'on fera connoître aux enfans en leur apprenant à les diftinguer les uns des autres par leur nom propre & par le rang qui leur eft affigné dans la nature & dans leur regne.

C'eft à quoi doit fe borner l'inftruction du premier âge, & c'eft ce qu'il eft très-facile de faire fans captiver les enfans, comme on va le voir.

Le jardin, quelque petit qu'il foit, comprend plufieurs des fubftances des trois regnes, puifqu'il y a de la terre de différentes couleurs, des pierres, des cailloux, des oifeaux, des infectes, des plantes, des arbres, des excroiffances, &c.

Chacune de ces chofes a une place marquée dans une des plate-bandes du jardin ; il ne s'agit que de la diſtinguer pour l'y mettre à ſon rang.

Les enfans naturellement curieux ramaſſent toujours quelque choſe qui les frappe à quelque égard. Lorſqu'ils auront ramaſſé quelque choſe, le premier ſoin ſera de leur faire diſtinguer ſi c'eſt un *végétal*, un *minéral* ou un *animal*.

Si c'eſt un végétal, ils le placeront ſur la face du pupitre qui ſera inſcrite de ces mots : *regne végétal.*

Si c'eſt un inſecte, un reptile, un oiſeau, un animal, un poiſſon, ils le placeront ſur la face du pupitre qui ſera inſcrite de ces mots : *regne animal.*

Lorſque ce ſera une pierre, une terre, un caillou, un métal; ils le placeront ſur la face du pupitre, qui ſera inſcrite de ces mots : *regne minéral.*

C'eſt pour cela que les trois faces du pupitre ſont garnies de flacons, de verres à microſcope, de cages, & d'un globe rempli d'eau pour mettre les poiſſons ou autres animaux qui vivent dans l'eau.

Les chofes dépofées fur chaque face du pupitre y refteront jufqu'à ce qu'on en fache le nom propre, & qu'on en diftingue la claffe.

Les enfans, toujours curieux & impatiens, queftionneront tout le monde, chacun pour connoître la chofe qu'il aura portée, dont il fe fouviendra, & qu'il préfentera à tout venant.

Lorfqu'il aura queftionné fans fuccès, le Maître l'examinera & cherchera, avec l'enfant, à reconnoître la chofe par fes caracteres. Lorfqu'on aura le nom & la claffe, on la placera avec un numéro dans la plate-bande & dans la claffe qui lui conviendra.

Si la chofe eft trop petite pour être diftinguée, on la mettra, pour l'examiner, dans un verre à microfcope, qui groffit les objets.

Et fi elle peut fe corrompre, on la fera modeler pour la mettre à fa place.

C'eft pourquoi nous avons partagé la circonférence du berceau en vingt-deux plate-bandes.

Les dix-ſept premieres comprennent les dix-ſept claſſes ou familles des plantes.

Les cinq autres comprennent les cinq claſſes ou familles d'arbres & d'arbriſſeaux, ſelon le ſyſtême de *Tournefort*.

Chaque claſſe ſera diſtinguée par un pot de fleurs & par un arbriſſeau placé ſur le piédeſtal.

Le piédeſtal où ſera l'enfant avec le briquet & la pierre à fuſil, indiquera les pierres qui donnent du feu.

Celui où ſera l'enfant avec un flacon, indiquera les pierres ſolubles par les acides.

Celui où ſera l'enfant avec la truelle & le baquet, indiquera les pierres gipſeuſes.

Et celui où ſera le *petit enfant* avec les mains ouvertes, indiquera toutes les pierres réfractaires, c'eſt-à-dire, qui ne ſont pas ſolubles, & qui ne donnent pas du feu.

L'animal dont chaque piédeſtal ſera orné, indiquera l'eſpece d'animaux qui ſont compris dans cette claſſe.

Les claſſes ſeront déſignées par les plate-bandes.

Les plate-bandes seront collatérales aux quatre carrés du jardin.

Le premier de ces carrés comprendra les plantes du printems.

Le second, celles de l'été.

Le troisieme, celles de l'automne.

Le quatrieme, celles de l'hiver.

Chaque carré sera partagé par une des plate-bandes en deux portions égales; l'une à droite, l'autre à gauche, qui se subdiviseront en trente-deux compartimens.

Les trente-deux compartimens à droite représenteront trente-deux villages des environs de Paris, pour y rassembler les plantes qui y croissent naturellement.

Les trente-deux compartimens à gauche représenteront les trente-deux provinces du royaume, & les plantes qui y croissent naturellement, & qu'il faut cultiver aux environs de Paris.

Les trente-deux compartimens de part & d'autre seront en quelque façon comme un grand commun où se trouveront réunies les plantes indigenes du royaume, pour être successivement distribuées dans les plate-bandes, selon les caracteres de leur classe.

Les enfans acquerront donc par ce moyen des connoissances réelles, puisqu'ils connoîtront les substances des trois regnes par leur nom, qu'ils les distingueront par leur classe & par le lieu qui leur est propre ; ce qui leur donnera une idée de la Géographie.

Mais comment s'en souviendront-ils, & comment se les rappelleront-ils, s'ils ne savent pas lire ? Comment les désigneront-ils par une inscription & par un n°, s'ils ne savent pas écrire ?

Il y aura des jeux : 1°. pour apprendre à connoître les lettres ; 2°. pour distinguer les consonnes & les voyelles ; 3°. pour épeller ; 4°. pour distinguer les diphtongues & les monosyllabes ; 5°. pour les mots entiers & pour lire couramment ; 6°. pour dessiner & pour écrire ; 7°. pour connoître la valeur des chiffres arabes, des chiffres romains & des lettres ordinaires, & les calculs simples jusqu'à 50 ; les notes de la musique & les mouvemens mesurés ; en un mot, toutes leurs facultés,

tous

tous leurs organes, toutes leurs parties seront exercées agréablement, toujours selon la portée de leurs forces, puisque leurs SENS seront sans cesse affectés par des jeux si variés, que chacun pourra choisir celui qui lui sera le plus de plaisir.

Prix d'Emulation, Décorations & Distinctions.

Point d'émulation; point de talens; point de progrès : l'indifférence dans les enfans est le signe de la stupidité. C'est une maladie de l'ame qui dépend de la mauvaise disposition du corps, & qui tue l'une & l'autre, si on ne la guérit pas de bonne heure. L'émulation en est le remede, & celle-ci naît de l'amour propre. L'amour propre, l'amour de soi, en est le véritable germe & le mobile, qui fait faire le premier pas dans le sentier de la perfection. Il faut donc l'exciter, l'animer & le soutenir; il faut pour cela employer en faveur des enfans les mêmes moyens qu'on emploie pour les hommes, c'est-à-dire, les prix, les marques de décoration & les distinctions.

Cet usage est assez généralement adopté, mais peu raisonné, fort borné, & l'idée qu'on attache aux marques distinctives, aux prix du mérite, sont fausses, nulles ou absurdes (1); & s'il y en a, comme il

(1) La croix qu'on donne aux premiers des basses classes dans les colleges, annonce bien que ceux qui la portent ont mieux fait que les autres, mais elle ne désigne pas ce qu'ils ont mieux fait; cependant chacun peut avoir un talent différent; car tel qui prime en thême, ne réussit pas également en version; celui qui excelle dans ces deux genres, est souvent inepte pour la poésie; celui qui brille en poésie, a quelquefois la mémoire ingrate & fragile; celui qui a la meilleure mémoire, manque souvent de jugement, & celui qui a du jugement n'a pas toujours la patience de combiner une multitude de regles qui en exige beaucoup. Il faudroit donc des marques particulieres pour distinguer chacun de ces talens, qui suppose une certaine aptitude & un degré d'application qui mérite quelque récompense ou quelque distinction: il seroit très-facile de trouver cette différence, soit dans la forme de la croix, soit dans quelque attribut particulier dans la couleur du ruban, peut-être même dans le liseré ou dans la maniere de le disposer; chacun trouveroit alors dans l'objet où il reussiroit le mieux, un encouragement pour acquérir d'au-

ne faut pas en douter, qui soient parfaitement adaptées à chaque objet de décora-

---

tres talens, tandis qu'il se rebute en voyant donner des prix à tout, même à la sagesse, tandis qu'on n'en donne point au jugement. La sagesse des enfans n'est souvent qu'une marque d'ineptie, d'apathie ou de mauvaise santé, tandis que celui qui a le plus de jugement n'est souvent qu'un étourdi, qui n'a besoin que d'être excité par quelque desir que l'espoir du prix ou de la décoration feroit naître.

Si on considere cette croix en elle même, elle ne peut être regardée que comme un signe d'humilité, puisqu'elle est le gage de notre rédemption ; cependant les enfans la portent comme un signe de vanité, puisqu'elle annonce une prééminence & une sorte de victoire ; on y attache donc une fausse idée. Il en est à peu près de même de toutes les marques de décoration qui sont en usage parmi les hommes.

Les croix de chevalerie, les médailles, les cordons, les fourrures, les hermines, les toisons, les armoiries, les devises, les trophées, les couronnes, ne sont pas des choses de fantaisie, de pur agrément, ni de simples allégories ; ce sont des emblêmes, des monumens, des hyérogliphes, des signes, des caracteres qui expriment de grandes choses, des événemens remarquables, des époques mémorables qui retracent & qui rappellent au souvenir des hauts faits & une multitude d'idées qui ne pourroient être rendues que dans de très-longs discours. Ces signes sont en un mot, si on peut s'exprimer ainsi, la vraie livrée d'un mérite rare, dont ceux

tion, elles sont presque généralement ignorées de ceux même qui en portent les marques.

A juger de ces marques distinctives par l'opinion commune, on diroit qu'on est aussi asservi à l'usage de traiter les hommes comme de grands enfans, qu'on est éloigné de vouloir traiter les enfans comme de petits hommes. C'est cependant ainsi qu'il faut les considérer & les traiter, si on veut en faire réellement des hommes. Il ne faut

---

qui s'en sont rendus dignes ont emprunté les livrées qui désignent l'illustration de leur naissance & de leur maison; & il semble que la seule idée qu'on y attache soit celle de la vanité, de la jactance, de l'orgueil, de la fortune, & de l'opulence. Ce qu'il y a de bien certain, c'est que sur le très grand nombre de ceux qui sont décorés de ces marques distinctives, & qui tirent tant de vanité de leurs armoiries, il y en a bien peu qui sachent d'où elles leur viennent, & ce qu'elles signifient. Cependant il n'y à pas une seule piece de blason qui n'ait une signification déterminée, & qui est différente selon sa forme, sa couleur, souvent même selon sa disposition; c'est un langage muet qui devroit être entendu au moins de ceux qui s'en glorifient; cependant le plus grand nombre n'y attache qu'une idée de fausse gloire puérile, bizare & absurde.

pas croire qu'il soit nécessaire de recourir pour cela à des moyens extraordinaires; il y en a d'infiniment simples, qui ne peuvent pas manquer d'avoir du succès; il ne s'agit que d'y attacher des idées justes, de les étendre, de les varier, en leur donnant néanmoins un sens déterminé & adapté aux choses mêmes.

Je propose donc de donner aux enfans, comme aux hommes, des prix & des marques distinctives; mais au lieu de les leur donner comme une amusette ou comme une chose qui ne doive flatter que la vanité, on leur fera sentir, par la chose même, que ces marques sont la récompense du mérite & un encouragement pour en obtenir de nouveau d'un autre genre. En conséquence chaque prix, chaque marque distinctive sera l'emblême du talent qui l'aura mérité. Mais pour ne pas multiplier ces choses à l'infini, elles auront chacune une signification différente, soit par la matiere, soit par la forme, soit par la couleur, soit par l'ornement qu'on y ajoutera, de maniere que les enfans puissent distinguer entre eux la valeur de ces marques ; que ceux qui les fréquentent puiſſent juger des progrès qu'ils feront, & que la choſe même qui les diſtingue préſente un point d'inſtruction ſur l'objet auquel le prix & la décoration seront attachés.

Il y aura donc des prix & des marques de décoration pour chaque exercice & chaque objet d'inſtruction, & des nuances dans ces prix & dans ces marques diſtinctives pour diſtinguer l'eſpece & le degré des talens des enfans.

Par exemple, pour ceux qui apprendront à connoître les lettres, ce ſera un *Caducée* d'ivoire, avec des hiéroglyphes en lettres plus ou moins combinées.

Pour ceux qui apprendront à épeller, un *Caducée* de Vermeil ou de toute autre matiere, avec des hiéroglyphes aſſortis.

Pour ceux qui apprendront les monoſyllabes, un *Caducée* de deux couleurs avec les mots les plus courts qui préſenteront un ſens complet à la portée des enfans.

Pour ceux qui commenceront à lire couramment, un *Caducée* avec des mots compliqués & diverſement entrelacés.

Pour ceux qui s'appliqueront à l'écriture ou au deffin, une médaille chargée des attributs de ces arts, plus ou moins grande plus ou moins ornée ou différemment configurée, felon le degré du talent de celui qui en fera décoré.

Pour les exercices du corps, un petit carquois ou un petit arc fans fleche, ou avec une petite fleche, plus ou moins ornée, ou diverfement difpofée felon le degré d'adreffe.

Pour le chant, un petit cornet ou une petite lyre également variée, ornée ou chargée d'hiéroglyphes, felon le degré du talent.

Pour la danfe, un petit fiftre ou tout autre inftrument analogue.

Pour l'Hiftoire Naturelle, un emblême qui défignera le regne dans lequel on aura fait le plus de progrès, c'eft-à-dire, qui portera le figne d'un métal, fi c'eft dans le regne minéral; une plante, fi c'eft dans le regne végétal, & un aigle ou tout autre oifeau, fi c'eft dans le regne animal.

On diftinguera enfin par les prix & les

décorations, jusques aux facultés morales & aux qualités physiques, comme la mémoire & la force. Celle-ci sera distinguée par une petite massue d'Hercule, & celle-là par un Orateur qui déclame & qu'on applaudit.

N. B. Ceci ne doit être considéré que comme un plan susceptible de beaucoup de variétés & de changemens dans l'exécution, qui aura néanmoins lieu pour le fond, si ce n'est pas dans les formes que nous indiquons ici, attendu qu'elles dépendent de beaucoup de circonstances impossibles à prévoir.

PRÉCAUTIONS

Dans la maniere de conduire les enfans pour le développement des facultés physiques & morales.

On croit en général qu'il n'y a rien de si difficile que de conduire des enfans. Cela est vrai, lorsqu'on veut leur faire suivre une regle, & soumettre leur volonté à la sienne; mais rien n'est si facile en leur laissant faire ce qu'ils veulent. Or, je soutiens qu'on ne doit gêner la volonté des enfans en rien, & que pour les ramener à tout ce qui convient, il ne faut porter l'attention que sur la mauvaise humeur, l'entêtement, la jalousie & la peur. C'est par-là que les enfans péchent ordinairement, & je suis persuadé que c'est plus souvent la faute de ceux qui les dirigent que la leur, & que les surveillans sont en contradiction & plus inconséquens que les enfans eux-mêmes.

On dit à un enfant vif & pétulant qu'il faut être tranquille, c'est comme si on disoit à une girouette de ne pas tourner, lorsque le vent souffle, ou à une montre, qu'elle ne doit pas aller si vîte. L'enfant ne doit & ne peut être tranquille que lorsqu'il dort ; c'est à vous à suivre ses mouvemens & à prendre garde qu'ils ne lui nuisent, comme vous faisiez lorsque vous le suiviez à la lisiere.

Les petits enfans ont une satisfaction & un desir marqué de considérer la lumiere & d'en approcher le doigt. Vous disiez, il n'y a pas long-tems, à celui qui vous eſt confié, que cela fait du *bobo*, & vous le lui faiſiez comprendre, en approchant votre doigt de la bougie, & en le retirant promptement; pourquoi changez-vous de maxime lorſqu'il marche & qu'il commence à agir? Pourquoi lui dites-vous qu'il doit être propre, qu'il doit être poli, qu'il doit être obéiſſant, &c.? Pourquoi le réprimandez-vous? Pourquoi le gourmandez-vous? Il ne ſait ce que c'eſt que la ſageſſe, la propreté, ni l'obéiſſance. Dites-lui que le contraire de tout cela fait du *bobo*, il prendra confiance en vous, puiſqu'il vous montre ſon doigt en pleurant, quand il ſe pique, & qu'il ſe taît lorſque vous le ſucez en le careſſant. Ne préſentez à ſon imagination que l'idée du bien & du mal: toutes les idées réfléchies de l'enfance (s'il y en a), ſe réduiſent à celles-ci, & ſtrictement parlant, toutes celles de l'homme ſe partagent en ces deux genres.

Or, donc, pour conduire conſéquemment les enfans, il faut leur laiſſer faire tout ce qu'ils veulent, en leur faiſant remarquer ſoigneuſement ce qui peut leur faire du mal à eux-mêmes ou aux autres, & établir entre eux un ordre ou une ſorte de régime qui les éloigne du mal, & qui les néceſſite au bien ; il ne faut pour cela que leur prêcher l'égalité entre eux, ſans leur laiſſer entrevoir d'autre différence que celle de l'âge, de la force, de l'adreſſe, de l'intelligence, en un mot, de la facilité & de l'avantage à l'emporter ſur les autres; avantages qui deviendront ſenſibles par les jeux où ils gagneront & perdront; par les prix & les décorations qui y ſeront attachés, en conſéquence du gain & de la perte, à raiſon de la ſupériorité de leurs talens.

Le principe d'égalité ſur lequel cet ordre eſt établi, exige que les enfans forment un corps ou une ſorte de petite république, qui ſe conduiſe par elle-même, c'eſt-à-dire, ordonnée de maniere que les enfans ſe jugent entre eux, en conſéquence des regles preſcrites dans chaque claſſe. Ces regles porteront :

1°. Que les enfans feront tout ce qu'ils voudront, ſous les yeux des ſurveillans.

2°. Comme tout ce qu'ils feront sera relatif à quelque jeu, qu'il sera décidé par leurs pairs, c'est-à-dire par leurs camarades, s'ils ont fait bien ou mal; & la perte ou le gaïn confirmera ce jugement.

3°. Que la classe des plus forts jugera la classe qui se trouvera immédiatement inférieure, & ainsi des uns & des autres, depuis les plus forts jusqu'aux plus foibles.

4°. Que ceux qui auront déjà obtenu des prix, & qui seront décorés des marques distinctives, seront juges-nés, & prononceront les premiers, sans néanmoins empêcher le suffrage des autres membres de leur classe, qui décidera à la pluralité des voix.

5°. Que les prix seront distribués à des époques déterminées dans toutes les classes qui se rassembleront pour assister tour-à-tour à la distribution des prix respectifs de chacune d'elles.

6°. Que dans les cas douteux, chacun sera libre de choisir des arbitres dans la classe qui doit le juger, afin que tout se passe à l'amiable.

7°. Que les arbitres feront obligés de motiver leur avis, & s'il reste encore des doutes, les premiers de chaque classe se réuniront tous & formeront une cour pléniere pour décider le cas.

8°. Que chacun parlera à son tour selon l'ordre des classes, & selon le rang qu'il y occupera.

9°. Que les suffrages feront recueillis par celui qui aura été élu par voie de scrutin.

Cette forme d'administration accoutumera peu a peu les enfans à observer l'ordre & la regle, & formera insensiblement leur discernement, & leur jugement; ce sera de plus un moyen de découvrir leurs petites passions, leurs ruses, leurs finesses, leurs stratagêmes, leur aptitude & les degrés de leur intelligence.

Les seules punitions qui feront autorisées par la regle de cette petite république, feront de faire jouer le dernier celui qui montrera de l'humeur pour jouer le premier, & d'interdire le jeu pour un tems limité, lorsqu'on aura obtenu la préférence par quelque surprise.

S'il ſurvenoit quelque querelle, les deux adverſaires ſeroient exclus du jeu juſqu'à ce qu'ils ſe fuſſent reconciliés; & ſi l'une des deux parties s'opiniâtroit ou réclamoit contre le jugement de ſa claſſe, le cas ſeroit décidé par la cour pléniere.

On apprendra par-là aux enfans à connoître la concorde, l'union, la modération, la ſubordination, & on leur donnera une idée nette du juſte & de l'injuſte; en un mot, on leur apprendra à juger comme on leur apprend à marcher: car enfin, ſi vous apprenez à votre enfant à marcher, en le faiſant marcher avec précaution, pourquoi ne lui apprendrois-je pas à juger, en le faiſant juger des choſes qui ſont à ſa portée?

Soins de la Santé.

On ſera ſans doute bien étonné de voir que dans un établiſſement où il n'eſt queſtion que d'enfans convaleſcens, infirmes, foibles & délicats, on n'ait pas débuté par les ſoins de la ſanté. On ſera bien plus étonné encore de nous entendre avancer que les ſoins les plus efficaces pour la ſanté des enfans, consistent précisément dans tout ce qui précede ; dans la liberté, la gaieté, le mouvement & l'exercice en plein air ; & que la maniere de les conduire que nous venons d'exposer, l'emporte infiniment sur les remedes proprement dits pour fortifier, pour conserver, pour réparer leur santé & pour développer leurs facultés physiques & morales.

La mauvaise santé, les incommodités, les infirmités, la foiblesse, la délicatesse & les convalescences lentes & difficiles des enfans dépendent le plus souvent du relâchement & du peu de ressort des solides ; de l'abondance, de la lenteur & de la viscosité des humeurs ; & tous ces vices dépendent primitivement à leur tout de l'inaction, de la mauvaise tenue des enfans, du mauvais régime & des mauvaises digestions.

Or, il n'y a rien de plus propre pour prévenir, pour combattre & pour détruire sûrement toutes ces causes, que les moyens que nous proposons.

Il y a cependant des enfans naturellement si chetifs & si débiles, qu'on ne peut pas se dispenser de recourir aux secours de l'art pour aider la nature ; c'est pourquoi, pour avoir au besoin sous la main tous les moyens réunis, on trouvera dans cet établissement, non-seulement un Médecin, un Chirurgien & un Apoticaire à demeure, mais encore une pharmacie aussi bien choisie, que parfaitement soignée & sur-tout souvent renouvellée, dont on ne fera cependant jamais usage, pour l'intérieur, que sur la demande expresse des parens, ou sur l'ordonnance des Médecins des enfans.

On y trouvera aussi tout ce qui est relatif au régime de la meilleure qualité, entre autres du lait de toute espece, du petit lait diversement préparé, toutes les eaux minérales d'usage, des vins médicinaux, des bouillons altérés avec les plantes qui seront indiquées, de tortue, de viperes, de limaçons, de grenouilles, &c.

Pour seconder tous ces moyens, on y trouvera encore des bains froids, des bains chauds, des bains de vapeur, des bains aromatiques, des bains de sable, des douches,

ches, des lotions, des fomentations, des fumigations & tous les moyens extérieurs propres à ranimer la nature, toujours préparés & adminiſtrés conformément à l'ordonnance des Médecins des enfans.

Ces moyens ſeront encore ſecondés par différens ſecours tirés de la Gymnaſtique proprement dite, comme les frictions, l'eſcarpolette, le trémouſſoir, les promenades & tous les genres d'exercices proportionnés à l'état des forces, & à la ſituation des parties foibles, délicates, ou mal conformées; en les variant à meſure qu'elles ſe rétabliront.

La ſeule attention que devront avoir dans cet établiſſement les ſurveillans des enfans, ſera de ſuivre leurs mouvemens, tant qu'ils ſeront foibles, & de leur apprendre à ſe ſervir de petites pincettes pour prendre ce qui paroîtroit ſale, ou qui pourroit être nuiſible, comme les inſectes venimeux, quoiqu'on n'en connoiſſe pas dans ce climat, parmi ceux qu'on trouve communément.

Dès que les enfans ſeront décidés à ſuivre ces exercices, chacun ſera muni de ces petites pincettes, qu'il portera dans un étui avec un pied-de-roi, qui leur ſervira de regle, & un compas; & cet étui s'enrichira, à meſure qu'ils avanceront, de maniere qu'il formera un étui de mathématiques, qu'ils appelleront *Dictionnaire univerſel des Arts & des Sciences*, parce qu'en effet, pour bien entendre les termes des Arts & des Sciences, il faut s'y exercer & avoir toujours à la main la regle, le compas & l'équerre.

GYMNASTIQUE

Des adoleſcens, convaleſcens, infirmes, foibles & délicats.

DEUXIEME JARDIN.

Ce que nous allons dire en faveur des adoleſcens, n'eſt qu'une extenſion de ce que nous avons dit en faveur des enfans. Les mêmes objets qui doivent ſervir à exercer ceux-ci, doivent être employés à exercer ceux-là, avec cette différence qu'ils doivent être présentés avec plus de développement.

C'est pourquoi chaque classe ou famille des trois regnes de la nature, c'est-à-dire, des végétaux, des minéraux & des animaux, sera subdivisée en *ordres* & en *genres*; & afin que les adolescens puissent saisir plus aisément les caracteres distinctifs de chaque chose, l'objet qui désignera la *classe* sera mis dans un grand vase avec une étiquette qui l'indiquera; celui qui désignera l'*ordre*, dans un vase plus petit, & celui qui désignera le *genre*, dans un vase plus petit encore.

Quoique cette maniere de présenter les différentes substances de la nature soit fort simple, elle pourroit être embarrassante & paroître trop compliquée pour ceux qui n'auroient pas fréquenté la Gymnastique des enfans du premier âge; pour obvier à cet inconvénient, les adolescens auront la liberté de communiquer avec les enfans.

Ceux au contraire qui auroient fréquenté les premiers exercices, & qui en auroient profité, ſe trouvant trop forts pour être convenablement exercés, trouveront dans leur claſſe d'autres objets plus compliqués & des jeux différens, ou les mêmes jeux plus combinés, mais toujours à la portée du degré de développement qui ſe fait ſucceſſivement dans les forces, dans le jugement & l'eſprit humain depuis ſept ans juſqu'à quatorze.

On a regardé de tout tems l'âge de ſept ans comme l'époque à laquelle le jugement des enfans eſt aſſez formé, pour commencer à leur apprendre les premiers devoirs de la religion, les principes du latin ou de leur propre langue, les élémens de la Géographie & de l'Hiſtoire. Nous ne changeons rien à cet ordre, mais notre plan étant conçu de façon qu'il ne doit être rien repréſenté à l'imagination que par le *ſens*, tous ces objets ſeront déſignés par des emblêmes qui les rendront auſſi ſenſibles qu'il eſt poſſible.

Ainſi, au lieu de demander à un enfant qui eſt-ce qui l'a créé & mis au monde? Ce que c'eſt que Dieu? Ce que c'eſt que le péché originel? Ce que c'est que l'eglise, le paradis, l'enfer? Et au lieu de tant d'autres questions qu'on lui fait, hors de sa portée, sur tout autre objet, on tâchera de lui donner une idée de l'être suprême, de la création, de l'origine du mal physique & du mal moral, par conséquent du péché & de tous les égaremens de l'esprit humain, de ses facultés & de la maniere de l'appliquer à tel objet qu'on voudra, en le lui rendant sensible, & en le conduisant pour ainsi dire par la main, par l'enchaînement des idées qui naîtront naturellement de l'ordre établi entre les objets que lui présenteront les emblêmes & les jeux qui les rendront sensibles, sous quelque point de vue.

En suivant cette marche, pour que l'enfant puisse se former l'idée de la divinité, de l'ame, de l'esprit & des facultés intellectuelles, on dirigera sa curiosité, plus encore que sa réflexion, sur les emblêmes de cette partie de la Gymnastique, en lui faisant observer,

1°. Que la *Gloire* qui est sur le faîte du

pavillon du second jardin, & du centre de laquelle il sort une lumiere resplendissante avec cette légende,

» Je suis l'Eternel, esprit, vie & lumiere,
» Le Créateur de l'univers, le Dieu des Chrétiens.

annonce l'*immensité*, la *toute-puissance & l'infinie bonté* de cet Etre incompréhensible qui nous a crées & qui nous anime de son esprit, comme il a créé l'univers entier & tout ce qui existe.

2°. Que par l'univers, on entend le ciel & la terre & tout ce qui y est compris.

3°. Que le ciel est désigné par le firmament, qui comprend le soleil, la lune, les autres planettes & les étoiles.

4°. Que la terre est représentée par le globe surmonté de la Gloire, & qui se divise en quatre parties, l'Europe, l'Asie, l'Afrique & l'Amérique.

5°. On partira de là pour faire aux enfans l'histoire très-succinte de la création des différens êtres de la nature, & spécialement du premier homme, notre pere commun.

6°. On leur fera connoître sa désobéissance & les suites de cette désobéissance, d'où naît le péché originel.

7°. On leur peindra l'aveuglement & tous les écarts de l'esprit & de l'imagination des hommes, les erreurs dans lesquelles cet aveuglement les a entraînés, & les malheurs qui s'en sont suivis pour toute l'espece humaine.

8°. On leur représentera que le plus grand de ces malheurs est de s'être fabriqué des Dieux imaginaires.

9°. On leur fera remarquer que, par une suite de cet aveuglement extrême, en fabriquant ces Dieux à leur fantaisie, & selon leurs caprices, ils en ont fait de deux genres, de bons & de méchans, de plus puissans & de moins puissans, qu'ils ont distingués en Dieux du premier ordre, du second ordre, des demi-Dieux, des héros, &c.

10°. De-là, on leur expliquera, les généralités de la Fable, en leur faisant remarquer que les Dieux du premier ordre sont représentés par SATURNE, qui désigne le tems; par CIBELE, sa prétendue femme qui repréſente la terre ; par JUPITER leur fils, qui repréſente le plus puiſſant & le plus terrible des Dieux, le Dieu du tonnerre ; par CÉRES leur fille, Déeſſe de l'agriculture; par NEPTUNE, le Dieu de la mer, &c.

Après leur avoir fait ſentir les monſtruoſités, les malheurs qui ont ſuivi cet aveuglement & les écarts de l'eſprit, on leur fera comprendre facilement la faveur & la grace infinie du Dieu éternel & tout-puiſſant qui a voulu ſe faire homme & être crucifié, pour les racheter du péché, qui étoit la ſource de cet aveuglement, & leur montrer, par ſon exemple, la maniere dont ils doivent ſe conduire, pour être heureux dans ce monde & dans l'autre.

Par une ſuite naturelle de cette marche, on leur retracera les principaux événemens de l'ancien & du nouveau Teſtament.

On leur fera voir la différence d'opinion que les hommes ont eu ſur ces objets en différens pays.

Ici on leur fera une deſcription ſuccinte de l'Etat de l'ancien monde, qui ſera tracé ſous leurs yeux dans le jardin, & par-là on leur donnera les élémens de la Géographie ancienne.

On arrivera fucceffivement à la Géographie moderne, qu'on tracera de même.

On leur fera comprendre par des exemples, qu'ils auront fous les yeux, que les hommes de chaque pays parlent différemment, s'habillent différemment, fe gouvernent & vivent différemment à beaucoup d'égards.

On les conduira donc infenfiblement, & fans qu'ils s'en apperçoivent, à leur faire comprendre la néceffité d'expliquer leur langue aux autres, & d'apprendre la leur.

C'eft ce qu'on fera par des jeux & des emblêmes qui indiqueront ce qu'on entend par *nom*, *pronom*, *verbe*, *participe*, *adverbe*, *prépofition*, *conjonction*, *interjection*, *conjugaifon*, *déclinaifon*, *&c.*

Ces premiers élémens qui, de cette maniere les amuferont, leur donneront la curiofité de favoir comment les peuples qui parlent différemment, travaillent; quels font leurs ufages, leurs maximes, leurs loix, leur religion, &c.; cela les conduira aux élémens de l'Hiftoire.

Lorsqu'on leur racontera des faits extraordinaires, ils auront encore la curiosité de savoir où ces faits se sont passés; on saisira alors l'occasion de leur montrer la Géographie avec plus d'ordre.

Chaque pays offre des productions différentes qu'ils voudront connoître aussi; ils rentreront donc dans les détails de l'Histoire naturelle qui deviendront toujours plus intéressans; ils verront ou entendront parler d'inventions différentes dont ils seront curieux, & cela les conduira à la connoissance des arts méchaniques les plus intéressans.

Les enfans acquéreront donc nécessairement par ces moyens, sans peine & sans contrainte, une somme de connoissances réelles qui développeront leur goût, leurs talens & leur génie, ce qui est & doit être le but de toute institution.

La seule chose qu'il y aura à craindre dans cette maniere de dresser les enfans, c'est qu'au lieu de les exciter, il faudra les arrêter, parce qu'en se livrant à leur goût, lorsqu'ils font quelque chose avec plaisir, ils risquent de s'épuiser. C'est pour obvier à cet inconvénient, qu'on ne les attachera à aucun objet particulier jusqu'à ce qu'ils soient formés ; qu'on a varié les jeux pour les distraire de l'un par l'autre, & que le maître & le modeleur marcheront d'un pas égal avec eux.

C'est pourquoi nous les bornons dans cette partie,

1°. Aux élémens généraux de la Religion & de la Fable.

2°. De l'Histoire & de la Géographie.

3°. Du Méchanisme, des Langues & du Calcul.

4°. Des Arts méchaniques les plus ordinaires & de premiere néceſſité.

5°. A la variété des exercices propres à donner de la force, de l'énergie, de la souplesse, de la légéreté & de l'adresse.

C'est dans ce dessein qu'il y aura dans cette classe un troisieme maître ayant un goût décidé & une aptitude particuliere pour imiter le chant, la musique, les danses & autres exercices des nations étrangeres, sur-tout de celles qui nous avoisinent le plus. Il y aura encore ici des prix assortis à chaque jeu, qui seront distribués dans le même ordre & conformément aux régles de la même police.

GYMNASTIQUE

Des adolescentes, convalescentes, infirmes, foibles & délicates.

TROISIEME JARDIN.

CETTE partie est spécialement destinée aux adolescentes ou aux jeunes Demoiselles, qui ne doivent y être admises qu'avec des surveillantes. Moyennant cette précaution, quoique séparées des adolescens & des enfans, elles pourroient communiquer avec les uns & avec les autres, si on le jugeoit convenable; mais cela n'aura pas lieu dans notre établissement.

Elles s'exerceront sur les mêmes objets, dans le même ordre & avec le même soin; mais ces objets seront bornés aux choses de premiere nécessité & de pur agrément, ſauf à elles à les étendre & à les ſuivre auſſi loin que cela pourra leur faire plaiſir; & cette différence ſera déſignée par les emblêmes & par la diſpoſition de leur jardin.

Il y aura au milieu une *Hébé*, Déeſſe de la jeuneſſe, avec cette légende :

» C'eſt moi qui embellis tout dans la nature.

Sur l'un des coins du carré une *Vénus*, ou Déeſſe de la Beauté, avec cette légende :

C'eſt moi qui ſoutiens ton crédit.

Sur le ſecond coin du carré une *Minerve*, ou Déeſſe de la Sageſſe, avec cette légende :

» C'eſt moi qui releve l'éclat de vos charmes.

Sur le troiſieme coin une *Diane*, ou Déeſſe de la Chaſteté, avec cette légende :

» C'eſt moi qui donne un prix aux charmes
» & au mérite.

Sur le quatrieme coin la *Religion*, avec cette légende :

» C'eſt moi qui aſſure la paix, l'union,
» La tranquillité & le bonheur des humains.

Ces emblêmes ſont deſtinés à leur faire comprendre que l'attrait de la jeuneſſe eſt le principal attribut de leur ſexe; que la beauté en eſt l'ornement, la ſageſſe la parure, la chaſteté le ſceau du mérite, & la religion, le gage de la félicité.

Il y aura ſur les quatre angles du mur, quatre figures repréſentant quatre femmes des plus célebres de la nation, pour leur faire comprendre que ſans les talens & les qualités du cœur & de l'eſprit, les graces & la beauté ſe réduiſent à peu de choſe; & que leur délicateſſe n'eſt pas incompatible avec les ſoins qu'exige une éducation cultivée. On leur fera ſentir, au contraire, qu'avec cette délicateſſe & la fragilité qui l'accompagne, la nature les a douées de tant d'avantages, qu'avec moins d'application que les hommes, elles peuvent prétendre à la même célébrité & à la même gloire.

En face du belveder, il y aura un amphithéâtre garni de fleurs, de plantes & d'arbriſſeaux les plus curieux, diſtribués par *claſſes*, *ordres* & *genres*, pour indiquer qu'elles doivent s'occuper principalement des choſes d'agrément & de premiere néceſſité.

C'eft pourquoi tout fera difpofé de maniere qu'elles puiffent connoître plus particulierement les fruits, les légumes, les herbes potageres, tout ce qui fert au ménage, à l'ameublement, à l'ornement, & fur-tout aux befoins les plus preffans de la fanté.

En conféquence, on y raffemblera avec les jeux & les exercices qui leur font les plus convenables, tout ce qui pourra les inftruire & leur donner du goût pour les ouvrages de la main, propres à exercer leurs membres & à faire briller leur adreffe, fans les fatiguer, comme le deffin, la broderie, la tapifferie, &c.

Lorfque le terrein le permettra, il y aura à côté un lieu où les filles du commun feront tous les ouvrages du ménage, afin que les Demoifelles puiffent connoître ce qu'elles doivent commander un jour pour le bon ordre de leur maifon, comme à blanchir, repaffer, reffarcir, &c.

J'ai remarqué que dans les couvens & dans les écoles de filles, on ne donne point des prix comme dans les colleges. Je ne fais pourquoi. Peut-être est-ce parce que les filles étant naturellement susceptibles dès le berceau de vanité, plus encore de jalousie, la seule idée de rivalité suffit pour piquer leur amour-propre & pour leur faire faire les plus grands efforts. Peut-être aussi croit-on ne dévoir pas leur donner des marques distinctives, parce que tout ce qui touche au sentiment & qui annonce la supériorité ou la préférence, est capable de les brouiller éternellement. Il est vrai que pour voir entr'elles une union même simulée, il faut leur laisser la consolation de croire que chacune d'elles a un mérite particulier, qui doit lui faire donner la préférence sur les autres ; car il est aisé de remarquer que la femme la plus disgraciée se pique de quelque avantage que les autres n'ont pas, ne fût-ce que d'une vertu que jamais personne n'a osé attaquer. Si c'est là l'idée qu'on a de l'esprit & du caractere des femmes, je crois qu'elle est injuste, ou au moins exagérée.

Quoi qu'il en soit, j'estime que dans les exercices propres à les former, il faut leur donner,

donner, non-feulement des marques diftinctives, comme aux garçons, mais encore leur laiffer la liberté de déterminer l'objet & la forme de ce qui doit être employé pour les prix & les décorations. Cela eft du moins néceffaire dans notre établiffement, parce que les prix & les marques diftinctives doivent annoncer le point d'inftruction par lequel elles les ont obtenues, & que par conféquent ces marques extérieures doivent en être l'emblême, qui en retrace l'idée à ceux ou celles qui les portent & qui les mettent dans le cas de l'expliquer aux autres.

D'ailleurs, comme il faut tâcher de rendre l'efprit des jeunes gens facile, fouple & inventif, on ne fauroit choifir des fujets, plus propres à les exercer; & en donnant cette liberté aux garçons comme aux filles, on s'appercevra de bonne heure du genre dans lequel l'efprit de chaque fexe eft plus fécond & plus fin. Je fuis perfuadé d'avance que la rivalité entre les deux fexes produiroit des chofes infiniment plus grandes qu'entre les individus du même ſexe, & qu'on ne doit rien craindre de cette rivalité avant la puberté.

GYMNASTIQUE

Des jeunes gens convaleſcens, infirmes, foibles & délicats, depuis l'époque de la puberté, jusqu'à ce qu'ils ſoient parvenus à l'état d'adultes.

QUATRIEME JARDIN.

En conduiſant les enfans, comme nous venons de le dire, depuis le berceau juſqu'à la puberté, il eſt de toute impoſſibilité qu'ils n'acquierent pas les qualités du corps & de l'eſprit, dont ils peuvent être ſuſceptibles par leur conſtitution & par l'état de leur ſanté ; du-moins eſt-il certain qu'on aura écarté tous les obſtacles, & qu'on aura employé tous les moyens propres à développer leurs facultés phyſiques & morales, puiſque toutes leurs puiſſances, tous leurs organes, toutes leurs parties auront été continuellement exercées ſans gêne, ſans contrainte, ſans effort,

& sans autre violence que celle qui peut naître de l'attrait du plaisir, de la gaieté qui suit la liberté, de l'émulation & de l'amour-propre échauffé par la concurrence & par l'exemple. Ce sont là les seuls Maîtres qui convienent aux enfans. Il ne s'agit que de les employer convenablement; mais il n'est plus question ici d'enfans : nous en avons dit assez sur ce chapitre.

A quinze ans les jeunes gens ont ordinairement les qualités essentielles qui constituent l'homme, lorsque leur organisation n'a pas reçu d'échec considérable, ou lorsqu'elle a été réparée à propos, sans avoir été notablement endommagée. Ce double inconvénient, trop fréquent dans la maniere ordinaire d'élever & de traiter les enfans convalescens, infirmes, foibles & délicats, aura rarement lieu, lorsque la nature sera secondée par les moyens simples que nous indiquons.

Cependant malgré tous ces soins & tous les avantages qu'on doit en attendre, il peut y en avoir beaucoup qui, à cette époque, éprouvent, par les efforts même de la nature, des accidens qui arrêtent & qui alterent tout-à-coup leur développement & leur santé. Mais dans l'ordre ordinaire des choses, & en ne supposant que le succès le plus médiocre de notre méthode, le plus grand nombre doit se montrer alors avec les caracteres qui annoncent l'homme dans son intégrité, & auquel il ne faut plus, pour être parfait, que le degré de maturité qu'il doit attendre du tems & d'une conduite assortie à son organisation & à sa maniere d'être.

Au moment de la puberté, il se fait une sorte d'explosion dans l'économie animale de l'homme, qui en change presque subitement le systême physique & moral, & qui recule les limites de toutes ses facultés aussi loin qu'elles peuvent s'étendre. C'est le dernier degré de fermentation qui, d'une liqueur insipide, en fait une liqueur spiritueuse, dont les qualités & les propriétés sont absolument différentes. C'est la glace qui, avant d'avoir reçu le tain, étoit perméable aux rayons de la lumiere, qu'elle réfléchit maintenant & qui représente les objets avec leur forme & leurs couleurs.

Ce moment est enfin pour l'homme le passage des ténebres à la clarté du plus beau jour. Le voile qui lui cachoit sa destinée se déchire tout-à-coup; tout lui paroît nouveau en lui & hors de lui; son corps acquiert une énergie qui donne à toutes ses parties une nouvelle activité, & son esprit, un développement qui établit un nouvel ordre dans ses idées, dans ses sensations, dans ses perceptions, dans ses goûts & dans ses desirs.

Revenu de la premiere surprise que lui cause un changement si subit, il réfléchit en lui-même & sur lui-même; il se considere, il s'examine, il se tâte, il se sonde; & peu-à-peu dégagé de l'embarras où le mettoit une énigme aussi étrange, il apperçoit dans tous les êtres qui l'environnent des rapports qu'il ne connoissoit pas, qui se lient, & qui forment entre eux une chaîne qui les tient dans la dépendance les uns des autres; il s'apperçoit qu'il a lui-même des rapports plus ou moins directs avec la plupart de ces objets; il éprouve une agitation intérieure, une certaine inquiétude, un certain deſir qui l'anime, qui le ſollicite, & qui le pouſſe vers ceux de ces objets qui le flattent le plus, juſqu'à ce qu'il démêle enfin qu'il eſt un des êtres les plus importans, qui doit occuper un rang diſtingué dans la Nature; que ſa tranquillité, ſa ſatisfaction, ſon bonheur en un mot, dépendent de ſon rapprochement, de ſon union avec celui de ces êtres qui lui reſſemble le plus. Cette idée prend de la conſiſtance à meſure qu'il avance, parce qu'il apperçoit par-tout, entre les autres êtres qui ſe reſſemblent de même, des traces, des ſymboles & des exemples de l'union qui les perpétue.

Tel eſt l'ordre du développement qui ſe fait dans l'homme dans le temps de la puberté, puiſque la nature le forme, puiſqu'elle le conduit, puiſqu'elle le met elle-même à ſa place, qu'elle l'anime, qu'elle le ſollicite, qu'elle le pouſſe vers les objets qui lui ſont les plus agréables & les plus utiles, qu'elle les lui montre & qu'elle les lui peint avec les plus vives couleurs, il eſt inutile de lui cacher ſa marche, de lui en faire un myſtere, & de ne pas lui montrer la fin qu'elle se propose.

Or donc, puisqu'à cette époque l'homme prend une consistance qui lui donne le premier rang dans la nature ; au lieu de la lui montrer en petit, sans détail & par parties, comme nous avons fait jusqu'ici ; au lieu d'employer des allégories & des emblêmes, il faut la lui montrer à découvert, toute nue & dans toute son étendue, sans fard, sans voile, sans déguisement, sans mystere, pour lui faire connoître le rôle qu'il doit y jouer, les connoissances qu'il doit y puiser, & les avantages qu'il doit en attendre. Il ne faut plus le retenir dans les bornes étroites des *classes*, des *ordres* & des *genres* des productions des trois regnes ; il est tems de lui montrer la différence des *especes*, & l'infinie variété des nuances qui les distinguent, leurs dénominations, leurs qualités principales, l'emploi qu'on en fait, & l'ordre de leur reproduction. Son esprit avide & son imagination ardente le rendent propre à saisir aisément tous ces objets, & à en concevoir l'enchaînement. Ne craignez pas qu'il en résulte aucun dommage pour les mœurs. Nous avons fait voir que le cœur & l'esprit ne se corrompent que dans l'oisiveté & dans l'inaction; que les passions dirigées à leur vrai but, ne sont jamais à redouter, & qu'elles ne font des ravages que dans la contrainte, dans l'ignorance & dans le silence du mystere.

Quoique la nature & l'art ne présentent par-tout que des obstacles & des difficultés qui cachent leur marche, il ne faut que trois choses pour en faire connoître l'ordre aux jeunes gens; leur curiosité augmente, leur jugement s'étend, leur mémoire est très-facile, leur génie se développe, la nouveauté leur plaît, & le désir de la gloire les anime. C'est-là le moment le plus favorable pour exercer leur intelligence & le plus propre à leur apprendre les principes des langues, le discours figuré, la discussion, l'art de raisonner & de s'énoncer avec autant de grace que d'énergie, enfin, tout ce qui peut orner l'esprit & alimenter le génie.

Les trois moyens que nous croyons suffisans pour concevoir les régles des arts, & pour pénétrer les mysteres de la nature, jusqu'à un certain point, chacun selon la portée de son intelligence & de son génie, sont l'*Anatomie*, la *Chymie* & la *Physique*.

Par l'*Anatomie*, nous n'entendons pas parler ici de cet art qui se borne à fouiller dans le corps de l'homme & des animaux & à en séparer les parties pour en connoître l'organisation ; nous prenons ce terme dans toute son étendue & son acception ; nous l'étendons & nous l'appliquons à toutes les productions de la nature, comme à toutes les inventions des arts, qui sont susceptibles d'une division assez exacte, pour qu'on puisse en observer la structure, le jeu & le méchanisme.

Par la *Chymie*, nous n'entendons pas parler de cet art qui, sortant de sa sphere, s'enveloppe de ténebres, d'illusions, de prestiges, du ton du mystere, pour faire croire qu'il a surpris ou qu'il va surprendre la nature pour lui ravir son secret, & que la connoissance du *grand œuvre* est son caractere distinctif. Nous ne le bornons pas non plus à cet art dont le but est de séparer des parties de quelqu'un des mixtes des trois ordres de la nature ou de quelque composition médicale, pour examiner les rapports & les propriétés de chacune de ces parties en particulier; nous l'appliquons aussi aux inventions de l'art comme aux productions de la nature; & sous ce rapport, la Chymie ne peut être considérée que comme une extension de l'anatomie, ou comme une anatomie plus fine & plus recherchée, puisqu'elle fournit les moyens d'analyser les produits de l'industrie, comme ceux de la nature, c'est-à-dire, d'en séparer les parties, & de les soumettre à l'examen des *sens*, pour en connoître l'ordre, l'arrangement & les combinaisons, afin d'en mieux saisir le jeu, le méchanisme, l'utilité dont elles peuvent être, & la perfection à laquelle on peut les porter.

Par la *Physique*, nous entendons cette science qui, toujours éclairée du flambeau de l'expérience, s'impose un silence absolu sur tous les phénomenes qui ne répondent pas aux loix générales de la nature, & sur tous les faits qui présentent un enchaînement d'idées dont on ne voit point l'analogie, & qu'on ne peut pas rendre sensibles, à quelque égard, par d'autres faits démonstratifs & par des conséquences liées à des principes incontestables bien concluans ou généralement avoués.

En appliquant ainsi ces trois moyens à tout ce qui affectera les sens des jeunes gens, soit dans les choses naturelles, soit dans les choses artificielles, on sera sûr que, non seulement ils connoîtront les termes propres & techniques de chaque chose, mais encore qu'ils en auront une idée juste, & qu'en considérant la nature en grand & en détail, ils en appercevront à quelque degré l'ordre, la marche & les nuances; & qu'en essayant leur goût sur l'infinie variété des nuances qu'elle présente, on connoîtra leurs dispositions, leurs penchans, leur aptitude, le degré de leur intelligence & le génie particulier de chacun.

Voilà très-certainement un des moyens le plus infaillible de développer les facultés physiques & morales des jeunes gens, & de les étendre autant que leur constitution peut le permettre ; de les mettre à portée de choisir l'état qui leur convient, ou de les y décider avec connoissance de cause, & de s'assurer qu'ils auront un acquit & des lumieres suffisantes, pour le remplir avec autant de succès que de dignité.

C'est pour leur fournir des moyens dans tous les genres, que leur jardin sera distingué par des emblêmes analogues aux emplois de la vie les plus distingués & les plus honorables, comme les plus propres à faire briller les grands talens & les plus beaux génies, la *guerre*, la *politique*, la *jurisprudence* & les *arts libéraux*.

C'est aussi pour leur fournir des exemples dignes d'être imités, que nous avons choisi de préférence parmi les hommes célebres de la nation, ceux qui se sont récemment le plus diftingués dans ces différens genres, comme Turenne, Sully, le Préfident de Montefquieu, Fénélon, &c.

C'eft enfin pour leur faire comprendre que la célébrité ne s'acquiert que par les plus rudes travaux & l'application la plus affidue, que nous avons cru devoir leur propofer le Dieu Mars comme leur divinité tutélaire ; & nous admettons à fa fuite la Victoire, la Renommée, la Gloire & la Paix, pour leur faire fentir en même tems que la récompenfe la plus digne des grands talens & du vrai mérite, eft de fe faire un nom qui paffe à la poftérité, & qui éternife leur mémoire en faveur de la paix, de l'union ou des autres avantages qu'ils auront procurés à leur patrie.

C'eft pourquoi nous ne leur propofons point ici des prix particuliers ; cependant nous leur laiffons, comme aux adolefcens la liberté d'en imaginer d'analogues à leurs talens & à leurs exercices, en leur faifant obferver que quoique l'homme réfléchi ne doive pas en ambitionner d'autres que la fatisfaction intérieure de fe diftinguer parmi ses égaux, & d'être utile à sa patrie, il est à desirer qu'ils témoignent de l'empressement pour toutes les marques honorables & distinctives qui annoncent le mérite & qui le font remarquer.

Quel que soit l'âge des jeunes gens qui annoncent des talens, il faut les considérer & les traiter comme des hommes : ils sont en effet des hommes, mais à la vérité des hommes nouveaux; & ce beau titre, tout avantageux & tout brillant qu'il est, exige d'autant plus de précaution, que dans la maniere dont nous proposons de les conduire & de les former, ils doivent avoir le plus haut degré de sensibilité, d'énergie, de force & de vivacité, & par conséquent la constitution de la meilleure trempe, les desirs les plus ardens, les passions les plus fortes, & le tempérament le plus fougueux. C'est pour cela qu'en travaillant à fortifier le corps, nous travaillons toujours plus essentiellement encore à former la raison, & que nous nous occupons bien plus des facultés morales que des facultés physiques, afin qu'en présentant au sentiment, à l'ame & à l'eſprit des choſes qui puiſſent convenir à tous les goûts, l'imagination agréablement diſtraite, par des objets de ſon choix, ne faſſe pas des écarts préjudiciables à l'individu.

Il eſt à préſumer qu'en conduiſant ainſi les jeunes gens juſqu'à ce qu'ils aient acquis les qualités du corps & de l'eſprit, qui peuvent les mettre en état de ſe montrer avec dignité dans le monde, on parviendra infailliblement à créer une nouvelle race plus mâle, plus forte, avec des mœurs plus pures, des ſentimens plus élevés, plus nobles & plus dignes de l'homme.

Cependant il ne ſuffit pas de donner aux jeunes gens une grande ame, une forte ſanté, une bonne conſtitution; ſi on en reſtoit là, tous ces avantages ne ſeroient qu'un écueil de plus, qui les expoſeroit davantage, dont ils abuſeroient, & qui les entraîneroit infailliblement dans le précipice. Il faut donc leur fournir des moyens de ſe conſerver dans cet état d'intégrité, & d'uſer avec prudence des faveurs de la nature.

C'est pourquoi, avant de les abandonner à eux mêmes & de les livrer à leurs propres forces, nous nous faisons un devoir de leur indiquer la maniere dont ils doivent se conduire pour jouir long-tems des avantages d'une bonne constitution, & pour goûter jusques dans la vieillesse toutes les douceurs d'une bonne santé & d'une vie sans reproche.

Nous avons imaginé pour cela un petit instrument calculé sur une multitude d'observations bien réfléchies, pour indiquer la maniere dont on doit se conduire dans chaque constitution & dans les différens âges, relativemenr aux principales fonctions de l'économie animale, depuis le moment qu'on est parvenu à l'état d'adulte jusqu'à la décrépitude; de maniere que tout homme raisonnable puisse être son propre médecin dans les dérangemens de sa santé, & s'appercevoir si on le conduit bien dans les cas plus graves.

Cet instrument est un petit thermometre que nous appellons thermometre de santé, & que nous avons fait exécuter sous la forme

forme d'un médaillon, & fous la forme d'une croix, formant un bijou très-agréable, dont le premier doit être à l'ufage des hommes, & le fecond à l'ufage des femmes. Il indique le degré de la chaleur naturelle (1)

(1) Ce petit inftrument, en déterminant, le degré de la chaleur naturelle, dans l'état de la meilleure fanté, fait connoître, lorfqu'on eft malade, fi on l'eft *en plus* ou fi on l'eft *en moins*; c'eft-à-dire, fi on l'eft par défaut ou par excès du mouvement de la circulation & de l'effervefcence des humeurs

Pour fentir toute la conféquence de cette différence, il faut fuppofer deux chofes fort ordinaires, & qui, par cette raifon, font à la portée de tout le monde.

Nous fuppofons donc 1°. que, jouiffant ordinairement de la meilleure fanté, vous vous trouviez tout-à-coup affez incommodé, pour appeller un Médecin, & que vous vous plaigniez d'un mal-être & d'un accablement général, avec la tête lourde & pefante, un fommeil interrompu & fatiguant, de dégoût, de rapports, d'aigreurs, de naufées, &c.

Ce Médecin, que nous fuppofons auffi fage qu'éclairé, après vous avoir bien écouté, bien examiné & tâté votre pouls, vous dira: votre pouls eft lent & embarraffé, mais il n'y a point de fievre; il faut voir ce que cela deviendra; en attendant, buvez de la tifane commune, de l'eau de veau, de l'eau de poulet, du petit lait, &c.; prenez quelques lavemens émolliens, & tenez-vous tranquille.

Un autre Médecin, au contraire, vous dira: avalez

en montant graduellement, depuis 21 ans (époque à laquelle nous fixons l'état d'adulte), jusqu'à 49 ans, & en descendant, aussi graduellement, depuis 49 jusquà 77 ans.

---

trois ou quatre tasses de thé bien chaud, avec un peu de sucre, prenez un manche à balai en guise de canne, & allez vous promener dans les champs, au grand air, assez long-tems ou assez rapidement pour exciter la transpiration; rentrez alors chez vous, changez de linge, faites vous bien frotter sur tout le corps, mangez un bon potage bien chaud; vers le soir, prenez encore quelques tasses de thé, & avalez, en vous couchant, un lait de poule bien chaud; vous dormirez, vous transpirerez, & le lendemain vous vous leverez gai, dispos, & mourant de faim.

Pour faire l'antithese de ce cas, nous supposons 1°., qu'après vous être promené un soir, à la suite d'une grande agitation, par le plus beau tems du mois de juillet, vous vous éveilliez le lendemain avec une toux importune & un peu de graillonage au gosier, la gorge échauffée, la voix rauque ou à demi éteinte, &c. & que vous appelliez le premier Médecin.

Après la cérémonie d'usage, ce Médecin vous dira: tout ceci n'annonce qu'un peu de rhume; dans la saison où nous sommes cela n'est rien, cependant prenez un peu d'infusion de bourache, de capillaire, de fleurs de surreau de scabieuse, &c. avec un peu de sirop d'*érysimum* ou de *rob* de sureau, &c. nous verrons ensuite.

L'autre Médecin au contraire vous dira: prenez le

Il indique aussi ce que chacun doit faire, ou comment il doit se conduire relativement,

1°. A son âge,

2°. A son tempérammment,

3°. Au travail sédentaire ou de cabinet,

4°. A l'exercice,

5°. Au régime,

6°. Au repos,

7°. Au sommeil.

Ce petit instrument est le résumé du plan de la Gymnastique, que nous propo-

---

matin un ou deux verres d'eau fraîche, dans la journée un peu d'orgeat & tenez-vous tranquille ; demain il n'y paroîtra plus.

Vous concevrez, aisément que dans ces deux cas, l'un des Médecins vous conseille fort mal, puisque dans le premier il diminue le mouvement de la circulation, & qu'il l'augmente dans le second ; tandis qu'au contraire l'autre Médecin l'augmente dans le premier & qu'il le diminue dans l'autre.

Vour aurez la certitude que c'est le premier qui donne à gauche, si vous avez un thermometre, puisqu'il vous fera voir, que dans le premier cas le mouvement de votre circulation est réellement diminué, & qu'il le diminue encore ; & que dans le second cas, où ce mouvement est augmenté, il l'augmente aussi ; tandis que dans ferons dans la fuite aux adultes de l'un & de l'autre fexe, pour conferver, entretenir & réparer leur fanté, par des voies de prudence, conformément à l'opinion commune où l'on eft, qu'à 30 ans, tout homme doit être fon médecin.

Nous le propofons ici aux jeunes gens, par anticipation, comme un gage du defir fincere que nous avons de voir l'homme, dès qu'il eft complettement formé, éviter les remedes actifs, avec autant de foin que nous avons tâché de l'en preferver dans l'enfance & dans la premiere jeuneffe, perfuadés que quelque fuccès qu'ils aient, ils font préjudiciables ou funeftes, lorf-

---

l'un & l'autre cas, le fecond Médecin fait précifément le contraire.

Il réfulte bien évidemment, de ces deux fimples obfervations, que le petit thermometre eft auffi néceffaire aux Médecins qu'aux malades, & encore plus à ceux qui defirent ne pas l'être.

Je ne dois cependant pas laiffer ignorer, qu'il y a des cas où il faut ajouter au mal pour le vaincre ; mais les exceptions à cet égard, prouvent que, pour bien fervir la nature, il faut être Médecin, c'eft-à-dire, connoître fa marche & favoir diftinguer les circonftances où il faut s'écarter de la regle.

qu'on en ufe fréquemment ou mal-à-prapos.

Pour donner une idée des jeux qui feront en ufage dans la Gymnaftique, nous en avons imaginé un, que nous citons ici pour exemple, dans lequel nous avons réuni, à-peu-près, tout ce que les petits enfans doivent apprendre, par la combinaifon des lettres, & que pour cette raifon nous avons défigné fous le nom d'*Encyclopédie* des enfans.

L'ENCYCLOPÉDIE DES ENFANS, OU LE JEU DE L'ALPHABET.

Ce jeu ſe joue avec ſix dés de différente grandeur ou différente couleur, percés dans leur centre d'un pivot, ſur lequel on les fait tourner.

Chaque dé eſt chargé de quatre lettres de l'alphabet, qui doivent être regardées comme les lettres initiales des mots de fantaiſie, qui y ſont adaptés, comme dans la table ſuivante, où elles ſont diverſement colorées, pour indiquer la valeur qu'elles doivent avoir dans le jeu.

---

*A. . . OR. . . . . *Accipe.*
B. . . . ARGENT. . *Beneficium*

C. . . . VERT. . . . *Consola & compone.*
D. . . . NOIR. . . . *Dimitte.*

---

*E,É. . VERT. . . . *Elige.*
F. . . . ARGENT. . *Fave.*
G. . . . OR. . . . . *Gaude.*
H. . . . NOIR. . . . *Hære.*

---

*I, J. . . OR. . . . . *Impera & jube.*
K. . . . NOIR. . . . *Kalendas.*
L. . . . VERT. . . . *Lude.*
M. . . . ARGENT. . . *Mutua & commoda.*

N. . . . OR. . . . . *Numera.*
*O. . . . ARGENT. . . *Opta.*
P. . . . NOIR. . . . *Pone.*
Q. . . . VERT. . . . *Quiesce.*

R. . . . NOIR. . . . *Remove.*
S. . . . OR. . . . . *Sume.*
*U. . . VERT. . . . *Utere.*
V. . . . ARGENT. . *Vove.*

T. . . . Or. . . . . *Totum.*
X. . . . Argent . . *Xeres.*
Y. . . . Vert. . . . *Yota.*
Z. . . . Noir. . . . *Zero.*

La petite couronne ou la petite étoile désigne les cinq voyelles A, E, I, O, U; les autres lettres s'appellent consonnes, c'est-à-dire, des lettres qui n'ont de son qu'autant qu'elles sont jointes à une des cinq voyelles.

C, I, M, sont les trois maîtresses lettres de ce jeu, c'est-à-dire, que ceux des joueurs qui sont désignés par ces trois lettres, doivent régler les conditions, lorsqu'il y a lieu, comme nous le dirons dans la suite.

Les fiches & les jettons sont pour compter le gain ou la perte, comme dans les autres jeux, selon l'ordre qui sera indiqué.

Les trois paniers ou les trois coffrets bordés de jaune, de vert & de noir, sont pour déposer les fiches & les jettons, comme nous l'indiquerons aussi.

Ce jeu doit se jouer entre vingt-quatre personnes. Il peut se jouer aussi entre deux, trois ou quatre, à volonté, mais avec des modifications que nous indiquerons dans la ſuite.

Les vingt-quatre joueurs ſont diviſés par bandes de quatre; chaque bande à un dé & chacun des quatre joueurs joue ou tourne le dé à ſon tour, ſelon l'ordre de la lettre par laquelle il eſt déſigné, & cet ordre ſe ſuit ſucceſſivement d'une bande à l'autre.

Chacun des joueurs a cinquante jettons & dix fiches. Des cinquante jettons, il y en a vingt-trois ronds & vingt-ſept quarrés, pour des raiſons que nous dirons ailleurs. Pour jouer, chacun des joueurs met au jeu ou dans le petit panier ou dans le petit coffret bordé de jaune, quatre jettons par dé, ce qui fait vingt-quatre pour chaque joueur. On ſe diſpoſe enſuite par bandes de quatre & chacun joue ſucceſſivement, ſelon l'ordre des lettres, en faiſant tourner le dé ſur ſon pivot.

Il faut que le dé faſſe trois tours au moins, ſans quoi le joueur paye une école de deux jettons, qu'on met dans le panier, ou le petit coffret bordé de noir.

Celui qui amene la lettre colorée en or, tire son enjeu du dé qu'il a joué, c'est-à-dire quatre jettons, & reçoit deux jettons de chacun de tous les autres joueurs, s'il nomme la lettre ; s'il ne la nomme pas, son bénéfice appartient à celui de ses trois partenaires qui la nomme, mais chacun doit parler à son tour. Si aucun des quatre ne la nomme, le bénéfice reste au jeu ; & si quelqu'un parle avant son tour, le bénéfice reste au jeu, & il paye une école de deux jettons, qu'on met dans le panier bordé en noir.

Celui qui amene la lettre colorée en argent, tire la moitié de son enjeu & reçoit un jetton de chacun de tous les autres joueurs, aux mêmes conditions que le précédent, & l'école se paye de même s'il y en a.

Celui qui amene la lettre colorée en vert, ne tire rien de son enjeu, il reçoit seulement un jetton de chacun de tous les autres joueurs, mais il met la moitié en réserve dans le petit panier bordé de vert, pour être partagé à la fin de la partie avec ſes partenaires, c'eſt-à-dire, avec tous ceux qui ameneront des lettres vertes.

Celui qui amene la lettre colorée en noir, non-ſeulement ne tire rien & ne reçoit rien, mais encore il eſt obligé de fournir au jeu ce que les autres en ont tiré; & s'il ne nomme pas la lettre, il paye d'ailleurs l'école de deux jettons; mais s'il l'a nommé, tandis que les autres n'ont pas nommé la leur, chacun de ſes trois partenaires lui paye trois jettons.

On ſuit le même ordre en jouant ſucceſſivement dans les autres bandes, avec cette différence ſeulement, que ſi quelqu'un des joueurs ne nomme pas la lettre qu'il amene, celui qui a eu précédemment la lettre noire, quoique d'une autre bande, à le droit de parler le premier, en payant une école double, c'eſt-à-dire, de quatre jettons, s'il ſe trompe.

Lorſqu'on eſt arrivé aux lettres doubles, comme EÉ, IJ, VU, celui qui les amene joue trois fois, une pour lui & les deux autres pour les perdans, & on met le gain de ces deux coups en réſerve, dans le petit panier bordé de noir, pour leur être diſtribué à la fin de la partie.

La partie finit au ſixieme dé, lorſqu'on amene la lettre T, enſorte, que ſi celui de cette bande, qui joue avec ce ſixieme dé, amene cette lettre, les trois autres n'ont pas beſoin de jouer, parce qu'il fait rafle de tout. Mais comme cette lettre a été déplacée & que dans l'ordre de l'Alphabet elle devoit ou pouvoit écheoir à celui qui eſt déſigné par la lettre U, il doit lui donner une gratification arbitraire. Si cependant elle n'étoit pas honnête, les Maîtres du jeu, c'eſt-à-dire, les joueurs déſignés par les lettres C, I, M, auroient le droit de le mettre à l'amende ; & cette amende ſeroit verſée dans le petit panier bordé de noir. Ainſi finit la partie ſimple.

Lorſque les joueurs ſont au-deſſous de vingt-quatre, les Maîtres du jeu doivent régler les conditions de la partie, c'eſt-à-dire, augmenter ou diminuer les miſes &

les écoles, en un mot, dispoſer le jeu de maniere qu'on ſuive les regles indiquées, autant qu'il eſt poſſible.

Quoique ce jeu ſoit combiné de maniere, qu'on ne peut pas perdre plus de cent cinquante jettons, ſi cela arrivoit, celui qui eſt déſigné par la lettre M, doit prêter, comme il peut emprunter ; mais il ne peut le faire que de concert avec les deux joueurs déſignés par la lertre C & la lettre I, D'après l'ordre que nous avons établi que ces deux lettres étoient deux des maîtreſſes du jeu. On ne peut donc s'écarter des regles ci-deſſus, que de leur aveu, ce qui devient quelquefois néceſſaire, lorſque les joueurs ſont au-deſſous de vingt quatre, ſur-tout pour les parties doubles, triples & quarrées, qui doivent ſuivre la partie ſimple, pour faire une partie complette.

On peut cependant interrompre & reprendre la partie à chacun de ces dégrés, ſans aucun embarras, parce qu'on ſolde chaque fois, attendu que la partie ſimple eſt pour connoître ſeulement les lettres ;

la partie double, pour former des ſyllabes; la partie triple, pour former des monoſyllabes, c'eſt-à-dire, des mots d'une ſeule ſyllabe, & la partie quarrée, pour former des mots, comme nous l'expliquerons ci-après.

Pour jouer la partie double, on met au jeu comme dans la partie ſimple, & les vingt-quatre joueurs ſe partagent en trois claſſes de huit, & chacune forme deux bandes de quatre, qui ſe mettent les uns contre les autres, chaque bande de quatre ayant un dé.

Tout étant ainſi diſpoſé on commence a jouer ſucceſſivement, toujours ſelon l'ordre des lettres de l'Alphabet, qui regle auſſi l'ordre des bandes. Ainſi, celui qui eſt déſigné par la lettre A, joue avec le premier dé, & celui qui eſt déſigné par la lettre E, lui répond avec le ſecond dé, & ainſi des uns aux autres, juſqu'à ce que les huit joueurs ont joué.

Lorſqu'un joueur de chaque côté à joué, ils examinent l'un & l'autre, ſi on peut former une ſyllabe avec les deux lettres qu'ils ont amené: Si ces deux lettres ſont des conſonnes, comme C, D, avec leſquelles on ne peut pas former des ſyllabes, on fait jouer le troiſieme, & pour lever le dé, on met à ſa place un des jettons quarrés, empreint de la lettre du dé levé. Lorſque le troiſieme joueur a joué, on examine de nouveau ſi on peut former une ſyllabe avec cette troiſieme lettre. Si c'eſt encore une conſonne comme D, avec laquelle il eſt impoſſible de former une ſyllabe, on fait jouer le quatrieme, en mettant un autre jetton quarré à la place du dé qu'on leve. Les quatre joueurs examinent alors les ſyllabes qu'on peut former avec cette quatrieme lettre, chacun à ſon tour, dans l'ordre qu'ils ont joué.

Celui qui parle avant ſon tour ne reçoit rien, il paye une école de deux jettons, qui dans cette partie reſtent au jeu. Il faut remarquer qu'on diſtingue deux ſortes de ſyllabes, l'une naturelle & l'autre batarde.

On appelle ſyllabe naturelle, celle qui ſe forme de l'union de deux lettres dans l'ordre qu'elles ſont dans l'Alphabet, comme AB, AC, AD.

On appelle ſyllabe batarde, celle qui ſe

forme de l'union de deux lettres dans l'ordre contraire, comme BA, CA, DA.

Celui qui forme le premier une ſyllabe naturelle, tire deux jettons du jeu & en reçoit deux de chacun de ſes partenaires, c'eſt-à-dire, des ſept autres joueurs de ſa claſſe.

Celui qui forme une ſyllabe batarde, n'en tire qu'un & n'en reçoit qu'un de chacun de ſes partenaires.

Celui qui ne ſait pas en former de légitime, ni de batarde, lorſque cela eſt poſſible, paye une école de deux jettons, & en donne quatre à celui qui en forme après lui, ſoit naturelle ou batarde.

On procéde ainſi d'une claſſe à l'autre. Si aucun des joueurs de la premiere claſſe ne ſavoit former des ſyllabes, ceux de la ſeconde & ſucceſſivement de la troiſieme claſſe auroient droit de parler, toujours chacun à ſon tour; mais tous ceux qui précéderoient celui qui réuſſiroit le premier, lui payeroient une école plus forte, ſelon la claſſe, c'eſt-à-dire, que ceux de la premiere claſſe payeroient chacun trois jettons

jettons ; ceux de la deuxieme quatre, & ceux de la troisieme classe cinq.... Si par événement la plupart des joueurs étoient si foibles, qu'un d'entr'eux eût formé douze syllabes dans le courant de la partie, il feroit rafle de tout, après que le dernier joueur se seroit payé, s'il y avoit lieu; dans le cas contraire, on partageroit le reste du jeu entre ceux de chaque bande, qui auroient formé plus des syllabes.

La partie double étant ainsi finie, on commenceroit la triple, en mettant au jeu à l'ordinaire, & les vingt-quatre joueurs se partageroient en deux bandes de douze, qui se diviseroient en trois bandes de quatre. Chacune des trois ayant un dé joueroit dans le même ordre que ci-dessus, en examinant chaque fois qu'un joueur de chaque bande auroit joué, si on peut former un monosyllabe, c'est-à-dire, un mot d'une syllabe.

On suit en tout, dans cette partie, le même ordre que dans la partie double, avec cette différence qu'on doit tirer double du jeu, & qu'on paye aussi les écoles doubles ; &

pour qu'on ne puiſſe pas faire d'erreur, nous diſtinguons deux ſortes de monoſyllabes, comme nous avons diſtingué deux ſortes de ſyllabes. Le monoſyllabe propre & le monoſyllabe impropre.

Nous appellons monoſyllabe propre, celui qui déſigne une choſe connue, comme LIN, MAL, NEZ, BAL, &c. Nous appellons monoſyllabe impropre, celui qui ne déſigne rien de connu, comme CAL, DAL, PAL, &c.

Pour ne pas ſe tromper encore dans cette partie, il faut avoir grande attention, chaque fois qu'on leve un dé, de mettre à ſa place un jetton quarré avec la même lettre que le dé indiquoit.

Quoique la ſeconde bande de douze n'ait rien a dire ni a faire, juſqu'à ce que la premiere ait joué, il faut cependant qu'elle ait attention de poſer avec les dés quarrés toutes les lettres que cette premiere bande tirera, pour parler ſans embarras, à ſon tour, s'il y a lieu.

Chacun des joueurs de l'une & l'autre bande doit faire enſorte de ſe ſouvenir des monoſyllabes propres qu'il aura formé, parce que ceux qui en auront ſix, bien avoués de tous les joueurs, ou notés par les Maîtres du jeu, c'eſt-à-dire, les joueurs déſignés par les lettres C, I, M, partageront entr'eux ce qui reſtera au jeu, lorſque la partie ſera finie.

Pour la partie quarrée chaque joueur met vingt-quatre jettons au jeu, comme à l'ordinaire. Les joueurs ſe diviſent enſuite en quatre bandes de ſix ; chaque bande nomme un appareilleur, c'eſt-à-dire, un d'entre les ſix, chargé d'arranger les lettres, d'abord comme elles ſe préſentent, à meſure qu'on joue ; enſuite pour les arranger diverſement, afin de former autant de mots qu'il ſera poſſible, & enfin pour jouer lui-même comme nous l'expliquerons bien-tôt.

Il reſtera donc cinq joueurs à chaque bande qui ſera munie d'un dé. La premiere bande dans l'ordre des lettres aura le premier dé ; la deuxieme aura le ſecond, la troiſieme aura le cinquieme, & le quatrieme aura le ſixieme : les deux intermédiaires ſeront diſtribués aux appareilleurs, à volonté, par les rrois Maîtres du jeu, c'eſt-à-dire, par les joueurs déſignés par les lettres C, I, M.

Les appareilleurs ſortiront du rang qui leur eſt aſſigné par leur lettre ; ils ſeront les derniers, chacun de leur bande, mais il leur ſera libre de prendre un rang pour jouer, lorſqu'un joueur de chaque bande aura joué ; ils y ſeront même obligés, lorſque les quatre lettres amenées par les quatre joueurs ne ſuffiront pas, pour former un mot ſignificatif, c'eſt-à dire, qui exprime quelque choſe de connu, ce qui arrivera lorſque les quatre lettres ſe trouveront quatre conſonnes.

Tout étant ainſi diſpoſé, on jouera en Croix, c'eſt-à-dire que la premiere bande attaquera la troiſieme, & la ſeconde attaquer la quatrieme, & chacun des cinq joueurs jouera à ſon tour, ſelon l'ordre des lettres qui le déſignent.

Lorſqu'un joueur de chaque bande aura joué, les appareilleurs examineront, avec leurs joueurs reſpectifs, les mots qu'on peut former avec les quatre lettres qu'ils auront amené; si on ne peut pas en former, on fera jouer l'un des appareilleurs qui fournira une cinqueme lettre; alors on examinera de nouveau comme ci-dessus, & si cette cinquieme lettre ne suffisoit pas pour former un mot significatif, on feroit jouer un autre joueur de chaque bande, & le second appareilleur de part & d'autre, feroit alors comme le premier auroit fait.

On procéderoit ainsi successivement, jusqu'à ce que les cinq joueurs de chaque bande auroient joué, continuant le jeu, comme en commençant, toutes les fois qu'on auroit formé un ou plusieurs mots, après qu'un joueur ou un appareilleur de chaque bande auroit joué.

Chaque mot seroit payé de la masse du jeu à raison d'un jetton par chaque lettre, lorsque le mot seroit de hazard, c'est-à-dire qu'il n'exprimeroit rien de connu, comme *chenin*; on payeroit au contraire deux jettons par chaque lettre, lorsque le mot seroit significatif, c'est-à-dire qu' exprimeroit quelque chose de connu, comme *chemin*. On paieroit encore trois jettons par chaque lettre, lorſqu'il ſe trouveroit, avec le même nombre de lettres, un ſubſtantif & un adjectif *ſignificatifs*, comme *bon chemin*; tandis qu'on ne paieroit jamais qu'un jetton, lorſque les mots ne ſeroient pas *ſignificatifs*, comme *ban chenin.*

Cet exemple ſuffit pour faire comprendre que le but du jeu eſt, non-ſeulement de former des mots, mais des mots qui ſignifient quelque choſe.

Si, lorſque tous les joueurs auroient joué, il reſtoit quelque choſe à la maſſe du jeu, les appareilleurs pourroient propoſer aux maîtres du jeu, ou a tel autre des joueurs qui ſe croiroient aſſez forts, de jouer ce qui reſteroit, à faire de petites phraſes comme celle-ci: *le chemin eſt beau, le ſoleil eſt brûlant*; en, par les perdans, payant à leur bande reſpective, l'équivalant de ce qui reſteroit au jeu, & qui ſeroit au profit des appareilleurs qui auroient joué; & ſi les maîtres du jeu refuſoient, alors les appareilleurs partageroient ce reſte avec leur bande reſpective.

Il ne faut pas oublier que, dans cette partie, il faut avoir grande attention de représenter, avec les jettons quarrés, les lettres de chaque dé, à mesure qu'on joue; & qu'on doit les laisser arrangées comme elles sont venues, tandis qu'avec d'autres jettons quarrés, on les dispose de différentes façons, pour former différens mots.

FIN.

AVIS POUR LES ENFANS ET AUTRES CONVALESCENS, *infirmes, foibles & délicats,* SUR LA MANIERE DE S'EXERCER DANS LA GYMNASTIQUE.

Il faut être enfant avec les enfans, & on est, à quelque égard, enfant à tout âge (1).

LA Gymnastique convient à tous les âges, & quoi qu'on puisse y faire, tout doit tourner au profit du corps & de l'esprit. Le moyen pour cela est,

1°. D'y faire & d'y chercher quelque chose d'agréable.

2°. De s'arrêter à ce qui plait.

3°. De se demander à soi-même ou aux autres pourquoi cela plaît, & ce qu'est la chose qui plaît.

---

(1) *Tout homme qui fait ou qui voit quelque chose pour la premiere fois, n'est pas, en général, beaucoup plus avancé qu'un enfant; s'il y a quelque différence, de l'un à l'autre, c'est que l'enfant a plus d'aptitude que l'homme, parce que ses sensations sont plus vives, ses organes plus dispos & ses membres plus souples.*

Les maux & les infirmités réduisent souvent l'homme le plus robuste & le plus éclairé à l'état de l'enfant, puisqu'il ne peut pas marcher sans être soutenu, qu'il balbutie, qu'il voit mal, qu'il entend mal & qu'il oublie les choses les plus triviales. Ces exemples ne sont pas rares dans les convalescences. Boileau oublia entiérement pendant trois ans une chanson très-agréable qu'il avoit faite pendant qu'il avoit la fievre. L'ignorance ou le défaut de culture de l'esprit produit sur le moral le même effet que les maladies sur le physique. La Gymnastique convient donc à tout le monde & à tout âge. S'il est utile pour les enfans que les adultes y viennent, pour les exciter à la dissipation & à la gaieté; il est encore plus utile pour eux d'y venir, pour se convaincre de la simplicité des moyens qu'on y employe & de l'absurdité de ceux qu'on a employés jusqu'aujourd'hui.

4°. Pour cela il faut peser, examiner & comparer chaque chose & chaque action, en regardant comment les autres la font, ou comment ils la considerent.

Ainsi, en entrant dans la Gymnastique, chacun choisira ce qui le frappera le plus.

Il s'en amusera comme il voudra, & tout peut lui servir pour cela, soit une pierre ou *toute autre substence minérale*; soit un insecte ou *toute autre substance animale*; soit une plante ou *toute autre substance végétale*.

Si on ne connoît pas la chose qui frappe & qui fait plaisir, on demandera à tout venant ce que c'est.

Si personne ne répond, on déposera la chose sur une des faces du pupitre, qui sont distinguées par ces mots : *regne minéral*, *regne végétal*, *regne animal*. Ce pupitre est au milieu du berceau.

Si on est curieux, on demandera à tout le monde ce que c'est; & à force de demander, quelqu'un le saura peut être.

Si personne ne le sait, on comparera (avec le maître) cette chose, avec les modeles qui sont dans la Gymnastique, & alors on la trouvera sûrement.

Lorsqu'on l'aura trouvée, on la mettra avec une étiquette à sa place, qui est aussi marquée dans la Gymnastique.

ON FERA DE MEME POUR LES JEUX.

A force de se tromper, on s'appercevra qu'on se trompe, & on examinera malgré soi comment font ceux qui ne se trompent pas.

A force de voir & de faire, on fera comme eux; & si on ne réussit pas dans une chose, on réussira dans l'autre.

C'est pourquoi on variera les jeux pour toute sorte de choses, afin que chacun puisse choisir à son gré.

Il y aura donc différens jeux, même pour les choses les plus sérieuses, dont on n'a jamais su s'amuser jusqu'ici, comme pour apprendre à lire, à écrire, à compter, à dessiner, &c.

Ces jeux seront plus ou moins multipliés & variés, selon l'affluence des amateurs, parce qu'il y en a qui exigent beaucoup de monde pour être joués avec régularité, & pour en bannir le sérieux & le difficile qui les feroient exclure, car nous n'admettons rien que de gai & d'amusant : nous en avons donné un exemple dans l'*Encyclopédie* des enfans. Ce jeu qui exige 24 personnes pour jouer la partie complette, seroit très-sérieux & très-appliquant à un moindre nombre.

Nous produirons donc ces jeux successivement, à raison du nombre des curieux, de leur intelligence, de leur force, de leurs progrès & du degré d'amusement qu'ils y trouveront; & nous les proposerons d'avance par PROBLEMES, pour choisir des moyens plus simples que les nôtres, si on nous en indique par la solution des PROBLEMES.

En conséquence, voici ceux que nous avons à proposer, en débutant à la premiere ouverture de la Gymnastique.

PROBLEMES.

A résoudre par les enfans qui ne connoissent pas les lettres.

Ier. PROBLEME.

Trouver le moyen de disposer les lettres de l'alphabet dans leur ordre naturel, *sans les connoître*

IIe. PROBLEME.

Distinguer les voyelles & les consonnes, *sans les connoître*.

IIIe. PROBLEME.

Après avoir distingué les voyelles des consonnes, mettre les unes & les autres à leur place, *sans les connoître*.

Nous appliquons les mêmes problêmes aux substances des trois regnes de la nature, c'est-à-dire, que nous indiquons le moyen de les distinguer & de les mettre d'abord, non-seulement dans leur ordre ou regne, mais encore dans leur classe avec leur nom propre.

C'est à quoi se borne la Gymnastique du premier âge, pour les facultés intellectuelles, qui doivent nous occuper moins que les facultés animales, puisque c'est de celles-ci que les premieres dépendent essentiellement. Nous prions cependant le public de remarquer, que quoique cette instruction paroisse fort bornée, elle est très étendue & encore plus solide.

Il faut observer que la Gymnastique des enfans est bornée au jardin du berceau. Les quatre autres jardins doivent être regardés comme la pepiniere ou le magasin qui doit fournir à celui ci. C'est pourquoi nous y avons d'abord peu multiplié les objets, pour éviter la confusion & l'embarras du choix, qui est une chose plus difficile qu'on ne pense, pour les enfans qui sont curieux de tout.

CONDITIONS POUR ENTRER DANS LA GYMNASTIQUE.

Chacun des enfans paiera 1 liv. 16 s. par jour.

Ils seront libres d'y rester tant & si peu qu'ils voudront, d'aller, de venir & de rentrer quand il leur plaira. Ils auront à cet effet une contremarque.

Ceux qui les conduiront ne paieront que la premiere fois, s'ils viennent habituellement ou fréquemment; ils auront aussi une contremarque.

Les enfans qui n'auront pas de conducteur particulier, seront surveillés par une personne de la maison, chargée spécialement de ce soin, de maniere que chaque enfant sera accompagné dans tous les cas où il devra être seul.

Les convalescens adultes, infirmes foibles & délicats, & même les curieux, y seront également admis, avec cette différence qu'ils seront libres d'y faire & d'y demander tout ce qu'ils voudront, sans être surveillés; tandis que les enfans le seront sur tout, afin que rien ne puisse leur nuire; & il ne leur sera rien accordé qu'il n'ait été jugé, que ce qu'ils demanderont peut leur être salutaire.

En sus des rafraîchissemens ordinaires, on y trouvera tout ce qui est indiqué sur le Prospectus, en avertissant la veille.

AVIS.

D'après les représentations, qu'on a faites sur l'inconvénient qu'il y a de ne pas y recevoir des enfans à demeure, on y en recevra autant qu'on pourra; mais comme le local est fort borné, on y pourvoira dans la suite, à mesure qu'il s'en présentera.

Afin qu'on puisse s'assurer de la maniere dont on doit se conduire, soit dans la Gymnastique, soit ailleurs, pour conserver sa santé, ou pour la rétablir, on donnera à tous ceux qui se présenteront, des consultations, depuis sept heures du matin jusqu'à deux, en se mettant à la portée des facultés de chacun; & *gratis* les dimanches & fêtes, depuis sept heures du matin jusqu'à dix.

Les conseils qu'on y donnera, seront d'autant plus aisés à suivre, qu'ils seront, pour ainsi dire, dirigés & sans cesse rappellés à la mémoire par le petit thermometre de santé, que nous avons annoncé à l'article de la Gymnastique des jeunes gens convalescens, infirmes, foibles & délicats.

www.ingramcontent.com/pod-product-compliance
Ingram Content Group UK Ltd.
Pitfield, Milton Keynes, MK11 3LW, UK
UKHW020927180726
13838UKWH00002B/794